长沙市妇幼保健院护士专科培训丛书
丛书主编　方玉琦

尹转　越艳　刘元元　向秋红　主编

新生儿专科护士培训教程

学苑出版社

图书在版编目（CIP）数据

新生儿专科护士培训教程 / 尹转等主编． -- 北京：学苑出版社，2024. 10. -- ISBN 978-7-5077-7056-8

Ⅰ．R473.72

中国国家版本馆 CIP 数据核字第 2024WC0029 号

出 版 人：洪文雄
责任编辑：黄小龙
出版发行：学苑出版社
社　　址：北京市丰台区南方庄 2 号院 1 号楼
邮政编码：100079
网　　址：www.book001.com
电子邮箱：xueyuanpress@163.com
联系电话：010-67601101（营销部）、010-67603091（总编室）
印 刷 厂：北京虎彩文化传播有限公司
开本尺寸：710 mm × 1000 mm　1/16
印　　张：10
字　　数：123 千字
版　　次：2024 年 10 月第 1 版
印　　次：2024 年 10 月第 1 次印刷
定　　价：48.00 元

本书编写人员

主　编
尹　转　越　艳　刘元元　向秋红

副主编
李晓莉　杨小庆　吴贤琳　方　敏

编　委
朱清香　王　星　池亚萍　卢　玫　熊丽娟
杨　桂　杨　阳　张　希　宋晓童　谭勤勤
石二萍　胡　敏　胡　进　杨　旖　佘　娟
陈玮璐　杨碧云　舒　琴　姜芳芳　黄宁君
段哲琳

前 言

随着医学科学的不断进步和发展，新生儿护理学作为现代护理学科中的一个重要分支，其理论与实践亦在不断更新与完善。本教程旨在系统地介绍常见新生儿疾病的护理要点，同时也深入探讨了新生儿护理管理和应急预案。

本教程分为三篇。第一篇为"常见新生儿疾病护理"，针对新生儿常见的呼吸系统疾病、消化系统疾病、黄疸、感染性疾病、神经系统疾病、血液系统疾病、内分泌与代谢疾病、皮肤疾病等，详细阐述了各类疾病的护理要点和措施。使护理人员能够熟练掌握新生儿常见疾病的护理方法，提高护理质量和效果。

第二篇为"新生儿护理管理"，着重于新生儿护理学的管理与实践。第一章"新生儿病室规章制度"详细列出了新生儿病室的管理制度、安全管理制度、工作制度、医院感染管理制度等，确保新生儿护理工作的规范化和标准化。第二章"新生儿护理工作流程"明确了患儿身份识别、处理医嘱、口头医嘱执行、护理会诊、护理不良事件报告等关键环节的具体流程，以指导临床护理工作的高效进行。第三章"新生儿病室仪器设备使用与维护"介绍了新生儿病室中常用仪器设备的使用方法和维护保养要点，确保仪器设备的正常运行和准确使用。

第三篇为"新生儿应急预案"，着重于新生儿护理中的风险防范与应对。

从新生儿疾病到病室管理，都制定了全面的应急预案，旨在确保在紧急情况下能够迅速、有效地作出反应，保障患儿安全，减少不良事件发生。

  本教程的编写旨在为广大新生儿护理人员提供一本全面、系统、实用的参考书籍，帮助护理人员更好地掌握新生儿护理学的知识和技能，提高新生儿护理水平，为新生儿的健康成长保驾护航。同时，也期望本教程能够为新生儿护理学科的发展作出一定的贡献。

编者
2024 年 6 月

目 录

绪 论 ·· 001

第一篇 常见新生儿疾病护理

第一章 新生儿护理 ·· 011
第一节 新生儿疾病一般护理 ··· 011
第二节 早产儿护理 ··· 013

第二章 新生儿呼吸系统疾病 ·· 015
第一节 新生儿呼吸窘迫综合征护理 ······································ 015
第二节 新生儿胎粪吸入综合征护理 ······································ 016
第三节 新生儿感染性肺炎护理 ·· 017
第四节 新生儿支气管肺发育不良护理 ··································· 019

第三章 新生儿消化系统疾病 ·· 021
第一节 新生儿口炎护理 ··· 021
第二节 新生儿咽下综合征护理 ·· 023
第三节 新生儿胃食管反流护理 ·· 024
第四节 新生儿腹泻护理 ··· 025
第五节 新生儿坏死性小肠结肠炎护理 ··································· 026

第四章　新生儿黄疸 028
第一节　新生儿高胆红素血症护理 028
第二节　新生儿溶血病护理 030
第三节　新生儿胆红素脑病护理 032

第五章　新生儿感染性疾病 034
第一节　新生儿败血症护理 034
第二节　新生儿高热护理 035
第三节　新生儿脐炎护理 037
第四节　新生儿先天性梅毒护理 038

第六章　新生儿神经系统疾病 040
第一节　新生儿颅内出血护理 040
第二节　新生儿缺氧缺血性脑病护理 042

第七章　新生儿血液系统疾病 044
第一节　新生儿贫血护理 044
第二节　新生儿红细胞增多症护理 045
第三节　新生儿出血性疾病护理 046
第四节　新生儿弥散性血管内凝血护理 048

第八章　新生儿内分泌与代谢疾病 049
第一节　新生儿低血糖护理 049
第二节　新生儿低钙血症护理 050
第三节　新生儿常见遗传代谢性疾病护理 051

第九章　新生儿皮肤疾病 053
第一节　新生儿鱼鳞病护理 053
第二节　新生儿脓疱疮护理 055
第三节　新生儿大疱性表皮松解症护理 056

第二篇 新生儿护理管理

第一章 新生儿病室规章制度 ····· 061
- 第一节 新生儿病室管理制度 ····· 061
- 第二节 新生儿病室安全管理制度 ····· 062
- 第三节 新生儿病室工作制度 ····· 062
- 第四节 新生儿病室医院感染管理制度 ····· 064
- 第五节 新生儿科仪器设备维护保养制度 ····· 068
- 第六节 新生儿病室配奶间的管理制度 ····· 069
- 第七节 新生儿科传染病患儿隔离制度 ····· 070
- 第八节 新生儿抢救制度 ····· 071

第二章 新生儿护理工作流程 ····· 073
- 第一节 患儿身份识别流程 ····· 073
- 第二节 处理医嘱流程 ····· 074
- 第三节 口头医嘱执行流程 ····· 075
- 第四节 护理会诊流程 ····· 076
- 第五节 护理不良事件报告流程 ····· 077

第三章 新生儿病室仪器设备使用与维护 ····· 078
- 第一节 新生儿暖箱 ····· 078
- 第二节 新生儿辐射保温台 ····· 083
- 第三节 经皮胆红素测定仪 ····· 087
- 第四节 黄疸治疗仪 ····· 090
- 第五节 无创呼吸机 ····· 095
- 第六节 有创呼吸机 ····· 100
- 第七节 一氧化氮吸入治疗仪 ····· 104

第八节　经皮氧/二氧化碳分压监测仪 ……………………… 108

第九节　亚低温治疗仪 …………………………………………… 111

第十节　微量注射泵 ……………………………………………… 116

第十一节　输液泵 ………………………………………………… 119

第十二节　新生儿心电监护仪 …………………………………… 122

第三篇　新生儿应急预案

第一章　新生儿疾病常见应急预案 ………………………… 131

第一节　窒息应急预案 …………………………………………… 131

第二节　跌倒/坠床应急预案 …………………………………… 133

第三节　压疮应急预案 …………………………………………… 134

第四节　烫伤应急预案 …………………………………………… 136

第五节　针刺伤（锐器伤）应急预案 …………………………… 137

第二章　新生儿病室常见应急预案 ………………………… 140

第一节　用药错误应急预案 ……………………………………… 140

第二节　静脉输液药物外渗应急预案 …………………………… 142

第三节　危重患儿抢救应急预案 ………………………………… 144

第四节　使用呼吸机过程中突遇断电应急预案 ………………… 145

第五节　疫苗冷链设备和温度预警系统故障应急预案 ………… 146

第六节　新生儿病室医院感染爆发应急预案 …………………… 148

参考文献 ……………………………………………………………… 150

绪 论

一、新生儿护理学科的发展概况

(一) 新生儿护理学

新生儿护理学 (neonatal nursing) 是一门研究新生儿生长发育规律、疾病防治及护理，以促进新生儿健康的专科护理学科。新生儿护理学是儿科护理学的一个重要组成部分，其特殊性要求对新生儿进行精心呵护与专业照顾，这一需求推动了新生儿护理学的快速发展，并为新生儿学的整体发展作出独特的贡献。从 2000 年开始，我国新生儿医学进入快速发展期，全国各地医院普遍建立独立的新生儿科，地、州级城市医院纷纷开设新生儿专业。新生儿床位规模迅速扩大，新生儿重症监护治疗病房 (neonatal intensive care unit, NICU) 设备越来越先进，诊治技术日趋成熟，新生儿死亡率显著降低，其发展的进步主要表现为以下几个方面：

1. 新生儿呼吸疾病诊治的发展

2001 年，我国从国外引进猪肺表面活性物质，随后国产牛肺表面活性物质也顺利进入临床应用。这一重大进展标志着我国新生儿呼吸窘迫综合征治疗正式迈入"肺表面活性物质时代"。肺表面活性物质的引入，极大地提升了新生儿呼吸疾病的治疗效果，为众多患有呼吸窘迫综合征的新生儿带来了生命的希望。随着机械通气技术的普遍使用，我国新生儿呼吸疾病的治疗效果进一步提升，病死率显著降低，挽救了大量危重新生儿的生命，也为我国新生儿医学的发展奠定了坚实的基础。2005年，有条件的NICU逐渐开展了体外膜肺氧合（extracorporeal membrane oxygenation，ECMO）技术，这成为呼吸支持的终极手段。近年来，早产儿支气管肺发育不良逐渐受到重视，基础研究和临床多中心调查均有较多的开展。

2. 早产儿综合治疗

早产儿问题逐渐成为新生儿科的一个关键议题，其病例数也在逐年增加。2002～2003年，《中国城市早产儿流行病学初步调查报告》显示，产科出生的新生儿中早产儿发生率高达7.8%。2006年，《早产儿管理指南》对早产儿诸多问题的诊治进行了规范。极低和超低体重儿的治疗水平有了很大的提高，目前在三甲医院超低体重儿存活率已达到60%～70%。

3. 新生儿感染的防治

随着NICU病人数量的显著增加以及低体重早产儿存活率的提高，置管操作逐渐增多，感染已成为新生儿科的重要问题，如何防治新生儿感染是我们面临的新挑战。

4. 新生儿营养支持

随着早产儿病例数显著增加，早产儿营养支持越来越重要，极低体重儿存活率的提高与营养支持技术的发展有密切关系。21世纪初始，经外周静脉置入中心静脉导管（peripherally inserted central catheter，PICC）技术在NICU逐渐开展，《中国新生儿营养支持临床应用指南》的制订促进了极低体重存活率的提高。目前超低出生体重儿的营养支持仍然是重要问题。

（二）新生儿护理的发展趋势

近年来，我国新生儿护理的发展取得了很大的进步，但是与发达国家相比，仍然存在一定的差距，需要新生儿护理人员继续坚持不懈地努力，引进国外的先进护理理念，开展"以家庭为中心的护理（family centered care，FCC）"，遵循实践原则，将新护理技术、护理方法应用于临床，从而使我国的新生儿护理真正进入国际先进行列。

1. 以家庭为中心的护理

高质量的儿科护理必须遵循FCC模式，国外新生儿科医护人员已经认识到家庭在新生儿护理中的重要性，因此积极创造环境让新生儿父母直接参与护理，并有机会参与医师、护士的查房，参与医疗护理计划的制订和实施，从而缓解新生儿父母的紧张焦虑情绪，同时促进新生儿疾病康复和生长发育。

2. 高危新生儿出院后随访

随着医疗技术的进步和新生儿重症监护的完善，危重新生儿的抢救成功率与存活率明显提高，这无疑是个令人振奋的成果。但与此同时，也带来了新的挑战——各种后遗症的发生率明显上升。通过随访（follow-up）可以早期发现体格发育或神经发育偏离正常的儿童，对其进行早期干预，减轻伤残程度。

3. 循证护理实践

循证医学的出现彻底改变了传统的医学实践模式，其强调将研究证据、临床经验和患者三者有机结合，制定临床决策。随着循证医学的发展，循证这一理念也逐渐扩展到护理的领域。循证护理要求护理人员在临床实践基础上，以临床实践中的特定、具体化的问题为出发点，将来自科学研究的结论与临床知识和经验、患者需求审慎地、明确地、明智地结合，促进直接经验和间接经验在实践中的综合应用，并在实施过程中，激发团队精神和营造协作气氛，改革工作程序和方法，提高照护水平和患者满意度。

4.新生儿护理质量指标体系和持续质量改进

新生儿危重症医学是近年儿科医学领域中发展的一个学科，NICU 作为新生儿重症医学的临床基地，集中了当地最危重的新生儿患者，在医疗实践中起着越来越重要的作用。护理作为医疗体系中不可忽视的重要元素之一，应借鉴国外丰富的研究经验，利用学科间的共性，结合国内 NICU 护理质量评价的现状，构建一套系统、有效和科学的 NICU 护理质量评价指标体系，并将该评价体系向国内所有新生儿危重症监护单元推广，以此促进 NICU 护理质量的持续改进，以期为将来建立全国范围内的新生儿危重症护理质量数据库奠定基础，并为其他专科领域护理质量评价体系的构建提供科学的实证依据。

二、新生儿专科护士的角色

专科护士是指在某一专门的护理领域具有较高水平和较突出专长的临床护理人员。近几年，伴随着专科护士培训事业的推进，我国涌现出一大批具有扎实理论知识和丰富临床经验的专科护士，这对提升护理学科水平、提高专科护理质量具有重要的作用。随着新生儿学科的发展，极低和超低出生体重儿的存活率越来越高，如何对此类患儿开展护理，这对新生儿的临床护理工作也提出了新的挑战。新生儿专科护士的设立及培养使新生儿专科护理质量得到显著的提高。新生儿护理人员的职责包括：有能力识别问题并采取恰当的干预措施或给予指引；为新生儿的家庭提供有关新生儿生长发育的健康教育，为新生儿的健康创造舒适的环境；引导新生儿父母适应角色的转变；对新生儿进行病情观察；参与护理科研；参与护理教育和培训等。随着新生儿护理学的发展，新生儿护士的角色有了更大范围的扩展，新生儿护士被赋予了多元化的角色。

（一）专业照护者

新生儿专科护士利用自己丰富的专业知识及较高的技术水平，参与患儿的直接护理，特别是针对一些较为复杂的多学科交叉患儿，能够发现其存在或潜在的问题，预测护理效果，从而制订最有效的护理措施。能为其提供高质量的护理，解决责任护士不能解决的问题，为新生儿及其家庭提供直接的专业照护，如药物的给予、感染的预防、心理的支持、健康的指导等以满足新生儿及其家庭健康的需要。

（二）健康协调者

在危重新生儿的护理中，新生儿专科护士扮演着关键角色。其需要与各学科护理团队，如血管通路小组、造口伤口小组、母乳喂养小组等，进行深入的沟通协作。这种跨学科的合作能够确保患儿得到全面、综合的护理服务，有效解决临床护理中遇到的各种问题，促进患儿的健康和康复。同时，与家属的有效交流也是危重新生儿护理中不可忽视的一环。新生儿专科护士需要耐心倾听家属的疑虑和担忧，向他们解释患儿的病情和治疗方案，让他们参与到新生儿的护理过程中。这种家属的参与不仅能够增强他们对患儿病情的了解和对护理人员的信任，还能够给予患儿更多的情感支持和关爱。此外，新生儿专科护士还需要与其他医疗机构人员进行沟通协作，确保患儿在转运过程中得到安全、有效的护理。他们还需要与营养室联系，讨论患儿的营养需求和奶类安排，确保患儿得到充足的营养支持。

（三）护理教育者

在专科护理的发展中，教育者的作用举足轻重。在护理工作中，由于护理人员与患者零距离接触以及他们在患者康复中的重要作用，护理教育者扮演的角色更为关键。护理管理者不仅自身要具备出色的临床专业技能，还要具备良好的领导技能，需要为不同层次、不同能级的护士设计个体化教育培训课程，为其讲授专业知识、护理操作、仪器使用等内容，帮助和促进他人学习。在临床护理工作中，专科护士应协助及指导责任护士完成相应的护理工作，保证临床护理安全，提高护理质量。新生儿专科护士的教育还包括对患儿家长的健康教育，包括一般健康保健、疾病专业知识、延续性护理指导、出院指导等健康教育。

（四）护理研究者

一个学科要持续进步，新理论和新技术的支持是必不可少的。在新生儿护理领域，护士们不仅要承担日常的护理工作，还需要积极投身于护理研究工作。这样的研究不仅能够验证和扩展现有的护理理论和知识，还可以推动护理新技术的诞生与发展。专科护士作为护理团队中的中坚力量，通常具备较高的科研能力。他们不仅善于在临床实践中发现问题，还能够提出切实可行的解决方案，并通过科学研究验证其有效性。这种以科研为导向的工作方式，使得新生儿护理工作更加科学、合理，能为患儿提供更高质量的护理服务。同时，新生儿护理技术的实施也离不开科学的流程配置和管理。通过细致的规划和精心的管理，可以确保每一项护理技术的实施都达到最佳效果，为患儿的康复创造最佳条件。综上所述，新生儿护理的专业发展与科研是紧密相连的。只有不断进行科学研究，才能为新生儿护理实践提供坚实的理论基础，推动护理工作的持续进步和新生儿护理专业的蓬勃发展。

三、新生儿专科护士的职责

（一）临床能力

1.专科护士应当熟练掌握 NICU 患儿常见病的临床表现和相关护理评估、护理查体、护理措施；熟练掌握 NICU 所有基础操作技术，所有专科护理操作和专科医疗操作,如脐带穿刺术、静脉穿刺及胸腔穿刺术等的护理配合;掌握动静脉留置针穿刺技术,新生儿窒息复苏技术,换血疗法,术前、术后监护技术等。

2.专科护士应当参与医生查房,以掌握病区专科患儿动态;参与讨论患儿病情进展情况、诊疗计划及护理计划,为患儿提供以家庭为中心的整体护理,制订护理目标,评价护理效果。

3.做好院内感染的监测工作,严格执行手卫生消毒工作,并对接触患儿的所有人员进行监督,预防医院感染的发生。

(二)教学科研

1.指导责任护士、准护士和护生正确实施护理工作。

2.掌握专科护理常规和专科操作流程并及时更新。

3.深入了解专科护理在本地区乃至国内外的现状及发展趋势,更新理论知识、掌握新技术,并运用于临床照护、教学和科研各层面。通过护理科研获取新知识,以此来丰富护理知识体系,改进护理实践,带动科室护理事业向更科学、更规范的方向发展。

4.依临床能力规划进阶,循序渐进,阅读专业杂志,参与科研培训,参加学术会议,发表论文;配合、参与医院及护理部开展的各项活动。

(三)质量管理

1.督导责任护士依据各项护理管理制度和技术操作规程,执行护理照护工作。

2.积极参与医院、护理部及病室的护理质量持续改进项目,提高临床专科护理水平,推动专科发展。

第一篇 常见新生儿疾病护理

第一章

新生儿护理

第一节 新生儿疾病一般护理

▶ 评估及观察要点

1. 评估患儿皮肤情况：有无破损、皮疹、糜烂或化脓，如有异常及时处理，并严格做好交接班。

2. 体温及体重监测：对于体温平稳者，每日测体温3次。

3. 呼吸及心率监测：危重患儿，每小时至少监测呼吸及心率1次，或根据医嘱监测。

4. 注意保持患儿呼吸道通畅，及时清除口、鼻分泌物。

5. 评估患儿喂养、睡眠及排便情况，评估有无激惹、前囟凹陷或膨隆。

6. 评估患儿脐周有无发红或脓性分泌物，臀部皮肤是否清洁完整、全身皮肤是否有硬结或出血点。

7. 及时巡视，观察患儿病情有无异常，如发现有气促、发绀、高热、呕吐、面色苍白、哭声弱或不哭等现象，立即报告医师处理。

护理要点

1. 做好入院接待及入院宣教，为患儿测体重、测体温、体查、更衣；系手脚腕带及写胸牌，并与家属当面核对。留取患儿脚印及家属大拇指印于告知书上。

2. 检查和护理婴儿时，均需注意为其保暖，避免过度暴露，集中操作。

3. 密切观察患儿生命体征、精神反应、哭声、面色、皮肤、大小便及喂养情况，严格做好交接班，发现异常立即报告医师处理。

4. 提倡母乳喂养。人工喂养者，喂奶时应抱起患儿或抬高患儿头肩部，喂奶后宜取右侧卧位，防止溢乳或呕吐造成窒息；不能吸吮者，遵医嘱鼻饲，必要时给予静脉营养。注意是否有胃潴留、腹胀、呕吐等喂养不耐受的情况。

5. 奶具每次用后须刷洗干净，高压灭菌后备用。

6. 为患儿做好口腔护理、皮肤护理及脐部护理。

7. 根据病情每日为患儿沐浴或床上擦浴，并称体重，做好记录。保持空气流通，每日3次，空气消毒机24小时动态消毒，室温维持在22～24℃，湿度维持在55%～65%。

8. 根据医嘱与病情控制输液速率，密切观察局部有无渗漏、肿胀、输液反应等现象。

9. 出院时，确认家属身份，与家属核对患儿床号、姓名及性别等信息，做好出院指导。

健康教育

1. 常规育儿知识宣教：向家长演示量体温、换尿布及脐部护理、沐浴的方法及注意事项，指导合理喂养，按时进行预防接种。

2. 早期教育知识宣教：患儿出院时向家长说明早期教育的重要性，指导家长进行新生儿抚触、游泳、新生儿视听及触觉功能训练方法。

3.按要求复诊：定期到儿童保健科进行生长发育体查，监测生长发育情况。

第二节　早产儿护理

▶ 评估及观察要点

1.评估患儿皮肤有无黄染及皮疹等，评估脐部情况、进食状态，评估有无拒乳、吸吮无力、呕吐等，注意有无腹胀或呕吐。

2.评估患儿精神反应、哭声、反射、面色、皮肤颜色及肢体末端温度。

3.观察患儿生命体征，注意呼吸窘迫症状，如鼻翼翕动、三凹征、呼吸速率增加（大于60次/分钟）、发绀、呼吸暂停等。

4.观察患儿各反射是否正常及温箱使用情况、吸氧方式及流量情况。

5.观察患儿大小便情况及体重增长情况。

▶ 护理要点

1.室温夏天维持在24～26℃，冬天维持在26～28℃，相对湿度保持在55%～65%。

2.维持正常体温：早产儿应根据胎龄、体重、日龄及病情调节温箱的温湿度。

3.合理喂养：尽早开奶，提倡母乳喂养。对于无法进食的早产儿给予鼻饲喂养，无法从胃肠中给予营养的，应及时给予胃肠外营养。每天详细记录出入量、准确测量体重，以便分析、调整喂养方案。

4.推行"早产儿发展性照顾"理念，实施发展支持性照顾，保持患儿舒适体位，利用柔软的床单或毛巾制成鸟巢式温床，减少光线和噪声的刺激。

5. 维持有效呼吸：及时清除患儿呼吸道内分泌物，保持其呼吸道通畅，防止窒息；出现发绀应查明原因并及时处理，必要时给予吸氧并观察其呼吸情况，预防氧疗并发症；早产儿仰卧时可在其肩下放置小软枕，避免颈部弯曲、呼吸道梗阻。

6. 密切观察病情：除监测生命体征外，还应观察患儿的进食、精神反应、哭声、反射、面色、皮肤颜色及肢体末梢的温度等情况。

7. 预防感染：严格执行无菌技术操作和消毒隔离各项制度。对于使用暖箱的早产儿，应每日对暖箱进行擦拭消毒一次；患儿出暖箱后进行终末消毒，以防交叉感染；接触早产儿前后要洗手，保持患儿皮肤清洁，并对其进行脐部护理。

健康教育

1. 应以母乳喂养为主，耐心喂养，喂奶前洗手；人工喂养应选用早产宝宝特殊配方奶粉，少量多餐，选择合适的奶嘴；奶具要高压灭菌，以免引起婴儿腹泻或鹅口疮等。

2. 做好患儿皮肤及脐部护理，注意不要到人群密集处，以防感染。

3. 介绍育儿保健知识和早期教育知识。

4. 遵医嘱为患儿补充维生素 A、D、E 和铁剂、钙剂等物质。

5. 出院后早产儿随诊及健康体查：指导家长按早产儿管理要求，按期到医院进行疾病复查及健康体查，根据医师指导做好早期干预。

6. 指导并示范早产儿的护理方法，向家长阐明保暖、喂养以及预防感染等护理措施的重要性及注意事项。

第二章

新生儿呼吸系统疾病

第一节 新生儿呼吸窘迫综合征护理

▶ 评估及观察要点

1. 评估患儿有无出生后进行性呼吸困难、呼吸节律不规则、紫绀、呻吟等表现。
2. 观察患儿生命体征及精神反应情况。
3. 监测患儿血气指标，了解患儿病情进展。

▶ 护理要点

1. 按新生儿重症监护一般护理常规或早产儿护理常规护理。
2. 保持呼吸道通畅：患儿体位正确，头稍后仰，使气道伸直。及时清除口、鼻、咽分泌物。
3. 改善肺顺应性，协助医生尽早将肺泡表面活性物质由气管直接注入肺内。注入前彻底吸净气道内分泌物，将患儿头稍后仰，使气道伸直，将药液从气管内注入，使药物均匀地进入各肺叶，然后用复苏囊加压给氧，以助药物弥散。用药后6小时内禁止气道内吸引。

4. 尽早使用鼻塞式持续气道正压通气（continuous positive airway pressure，CPAP），防止肺泡萎缩，增加肺泡气体交换面积，改善缺氧。当CPAP治疗无效时，则应进行气管插管并根据患儿病情选择合适的呼吸支持模式和呼吸参数。

5. 保证营养供给，对于不能吸乳、吞咽者，可用鼻饲法或静脉输液补充营养。

6. 因新生儿呼吸窘迫综合征患儿多为早产儿，住院时间长，抵抗力差，须做好消毒隔离，注意无菌操作。

7. 预防感染。

健康教育

1. 让家长了解治疗过程及进展，取得其配合。

2. 教会家长居家照顾的相关知识，为患儿出院后得到良好的照顾打下基础。

3. 使用呼吸机时，严防呼吸机相关性肺炎。

第二节　新生儿胎粪吸入综合征护理

评估及观察要点

1. 评估患儿有无气促、呼吸困难、紫绀等表现。

2. 监测患儿生命体征及血氧饱和度。

3. 观察患儿有无意识障碍、颅内高压、惊厥等神经系统症状。

护理要点

1. 保持呼吸道通畅。胎儿娩出后，见羊水被胎粪污染且新生儿无活力，应立即进行气管插管，吸出气管内污染羊水。未洗净前尽量不予以气管加压通气，以免胎粪进入小气管，引起气道阻塞及肺内化学性炎症。

2. 保持患儿安静，呼吸困难者取半卧位。

3. 禁食 24～48 小时，遵医嘱给予洗胃，观察吸出物的性质、气味及量，开奶后应少量多次喂哺。

4. 根据病情和血气分析结果选择给氧方式，如患儿出现严重呼吸困难，经常规给氧无效则给予机械通气，执行机械通气护理常规。

5. 根据病情每 2～3 小时给患儿翻身 1 次。遵医嘱雾化吸入后予以拍背吸痰。进行肺部叩击，以利于肺扩张及分泌物引流，叩击时要注意观察患儿的呼吸、心率及皮肤颜色。

健康教育

1. 细心喂养，避免患儿过饱，以防呕吐误吸。

2. 向家长介绍本病发生的高危因素、治疗与预后。告知家长患儿的病情，取得理解与配合。

3. 出院后定期复诊。

第三节 新生儿感染性肺炎护理

评估及观察要点

1. 评估患儿有无鼻塞、咳嗽、气促、口唇发绀或吃奶呛咳等表现，注意分泌物的颜色、性状及每次痰量的变化。

2. 观察患儿生命体征、精神反应及血氧饱和度等变化，注意有无呼吸困难、心衰的发生。

3. 注意患儿有无呕吐、腹胀等消化道症状。

> 护理要点

1. 病情观察：注意患儿反应、呼吸、心率等变化。若出现烦躁不安、心率加快、心音较弱、气喘、发绀加重、双下肢水肿，要及时通知医生，按医嘱准确应用强心利尿药。患儿若出现呼吸不规律、呼吸暂停或发绀加重，可能为呼吸道梗阻，要及时吸痰。若喘憋加重伴有反复窒息，应专人监护并做好抢救准备。

2. 监测体温，保持患儿体温稳定。保持室内空气新鲜，室温保持在22～24℃，相对湿度在55%～65%。遵医嘱应用抗生素、抗病毒药物，并密切观察药物的作用。

3. 气道管理，保持呼吸道通畅，必要时予雾化吸入，胸肺物理治疗是关键。

4. 根据病情及血氧监测情况，采用鼻导管、头罩等方式给氧，重症合并呼吸衰竭时，给予呼吸机辅助通气。

5. 能吸吮的患儿，按时哺乳，选择合适的奶嘴；喂奶以少量多次为宜，避免过饱，防止溢奶、误吸。对于病情严重者，可用鼻饲管喂养或静脉输液补充营养物质。

6. 输液时采用输液泵严格控制输液速率及液体量，以防心衰、肺水肿。

> 健康教育

1. 指导家长合理喂养。以母乳喂养为佳，少量多餐，进食速度宜慢，喂食时将患儿抱起或抬高头部，喂奶后用空心掌轻拍患儿背部，置右侧卧位，预防呕吐及窒息。

2. 向家长介绍呼吸道感染预防知识。

3. 保持室内空气新鲜，定时通风，少去公共场所，避免患儿受凉感冒及交叉感染。

4. 注意保暖，衣着以患儿的手足温暖不出汗为宜；适当户外活动，多晒太阳。

5. 注意观察患儿面色及精神状态，有呼吸困难、紫绀等情况及时来医院就诊。

第四节 新生儿支气管肺发育不良护理

评估及观察要点

1. 评估患儿胎龄。

2. 观察患儿生命体征，有无肺功能不全的表现，如呼吸急促伴三凹征和发绀，肺部有无啰音和哮鸣音。

3. 密切监测患儿呼吸、心率和血压（通气不足或通气过度、血容量不足、代谢性酸中毒均影响心率和血压）。

4. 应常规监测动脉血气，及时纠正酸中毒。

护理要点

1. 保持患儿呼吸道通畅：定时为其翻身、拍背，体位引流，及时吸净其口鼻分泌物（正确的体位和恰当的吸痰是保持呼吸道通畅的重要环节）。必要时予以雾化吸入。

2.合理用氧供氧：使血氧分压维持在 50～80 mmHg。根据病情和血气分析采用鼻导管、头罩给氧，呼吸衰竭时可使用人工呼吸机。

3.做好口腔护理：对于进行机械通气的患儿，注意做好口腔护理，用生理盐水每天清洁口腔或遵医嘱用药。

4.维持患儿体温稳定，合理用药，保证营养支持。

5.严密观察患儿病情变化：加强巡视，发现异常及时与医师联系，给予对症处理。

健康教育

1.新生儿支气管肺发育不良一般发生于早产儿，早产儿住院时间长，易出现喂养困难及各种并发症，应指导家长学习基础护理，如体温测量、喂养技巧、新生儿抚触及相关疾病知识。

2.评估患儿家庭功能状况并给予照护者心理支持。

3.减少支气管肺发育不良哭闹，防止其持续哭闹引起口唇发绀。

4.控制患儿活动量，避免其剧烈活动导致肺活量不足，引起缺氧。

5.提高家长健康意识，预防疾病发生。

| 第三章 |

新生儿消化系统疾病

第一节 新生儿口炎护理

▶ 评估及观察要点

1. 评估患儿口腔黏膜是否有红肿、溃疡、出血等症状,是否有低热、拒食、吞咽困难等表现。

2. 密切监测患儿体温,观察患儿口腔黏膜、舌面或舌边缘乳白色凝块样物、溃疡、红肿的范围与程度。

3. 病情进展的判断:若患儿出现声音嘶哑、吞咽困难、吐奶、呛咳,甚至出现呼吸困难、发绀,应考虑为咽喉部或肺部假丝酵母菌感染。如合并大便次数增多,黄色稀便、泡沫较多或带黏液,有时可见豆腐渣样细块,还可能并发真菌性肠炎。

▶ 护理要点

1. 口腔护理:保持患儿口腔黏膜湿润和清洁,每次吃奶前后用温开水清洁口腔或用2%碳酸氢钠溶液每天清洗口腔2次，以形成口腔碱性环境，不利于真菌生长。对于溃疡性口炎，用3%过氧化氢溶液清洗溃疡面。鼓励多饮水，对于流涎者，及时清除流出物，保持皮肤干燥、清洁，避免引起皮肤湿疹及糜烂。

2. 注意正确涂药：为了确保局部用药达到目的，涂药前应先将纱布或干棉球放在患儿颊黏膜腮腺管口处或舌系带两侧，以隔断唾液；再用干棉球将病变部黏膜表面吸干净后方能涂药。

3. 患儿体温超过38.5 ℃时，予以松解衣服和包被、置冷水袋等物理降温，必要时给予药物降温。同时注意做好皮肤护理。

4. 饮食护理：对于因口腔黏膜糜烂、溃疡引起疼痛影响进食者，于进食前溃疡处涂2%利多卡因。对于吃奶时哭闹明显或拒奶者，可予暂时胃管喂养，以确保能量与水分供给。

5. 食具专用：患儿使用的食具应煮沸消毒或高压灭菌消毒。

健康教育

1. 向家长讲解口炎发生的原因、影响因素及护理。

2. 尽量避免应用广谱抗生素、糖皮质激素及免疫抑制剂。

3. 提倡母乳喂养，母亲喂奶前应洗净双手和乳头，母亲内衣应勤洗勤换。

4. 婴儿奶瓶等食具用前需严格消毒，每次吃奶后要喂温开水清洁患儿口腔。避免用不洁物品擦洗口腔。

第二节　新生儿咽下综合征护理

评估及观察要点

1. 患儿是否生后即发生呕吐，有无难产、窒息、过期产史；腹部是否饱满，胎粪排出是否正常。

2. 观察患儿呕吐的性状、有无血性物质，进食后是否加重。

3. 通常在1～2天内，将咽下的羊水、血液及产道内容物吐干净后呕吐停止。

护理要点

1. 病情观察：持续心电监护，观察患儿呼吸、面色、心率及神志的变化。观察患儿呕吐发生的时机及次数，呕吐物的颜色、性状及量。观察患儿腹部情况，是否有腹胀、胃型及肠型，以及胎便排出情况。

2. 呕吐护理：呕吐频繁者应取侧卧位，并抬高床头。发生呕吐时将患儿头偏向一侧，轻拍其背部，防止窒息的发生。发生呕吐物误吸时，迅速用低负压吸引器吸出呕吐物，动作轻柔，避免反复刺激再次诱发恶心呕吐。呕吐后及时清除呕吐物，更换衣物，防止酸性呕吐物刺激局部皮肤。

3. 洗胃护理：选择合适的洗胃溶液，温度适宜，洗胃过程中动作轻柔，严密观察患儿生命体征，若出现躁动不安、恶心、呕吐、呼吸及心率改变，应停止洗胃。准确记录呕吐物以及洗出胃内容物的量和性质。

4. 营养支持：轻症者无须禁食，呕吐严重者须禁食6～12小时，禁食期间持续静脉补液，防止水电解质平衡失调及低血糖。合理喂养，开始喂养应循序渐进，少量多餐，同时观察进食后呕吐发生的改善情况。

健康教育

1. 向家长介绍疾病相关知识,讲解发病的原因、临床特点及护理方法。

2. 新生儿咽下综合征在新生儿期并不少见,一般预后良好。

3. 指导家长正确喂养,防止呕吐物吸入造成窒息死亡。

4. 告知家长应继续关注呕吐是否再次出现,并及时就医。

第三节 新生儿胃食管反流护理

评估及观察要点

1. 严密监测患儿生命体征、尿量及末梢循环情况,及时发现消化道出血。

2. 监测患儿呕吐的次数、量、颜色及性状并做好记录,评估有无脱水。

护理要点

1. 体位:吸奶后60分钟,采取头高脚低呈30°姿势,使患儿俯卧,头偏向一侧,双臂置于身体两侧,轻度屈膝,每次30～60分钟,专人守护。俯卧能促进胃的排空,降低反流的频率,减少反流物的吸入。

2. 合理喂养:少量多餐,增加喂奶次数;对于严重反流以及生长发育迟缓的患儿,可予鼻饲,鼻饲喂养时避免鼻饲速率过快、量过大,鼻饲用的注射器应调整至距离胃水平15～20cm的位置,取掉针栓,利用重力使奶液缓慢注入胃;若残余量超过上次喂奶量的1/2,可暂停喂养一次;鼻饲完毕,护士需要在床边观察5分钟,喂奶后30～60分钟应加强巡视,发现呕吐及时处理;必要时予以推注泵匀速泵入奶液,微量泵控制奶液速率可促进肠蠕动，减少呕吐和起到持续缓冲胃酸的作用；对于喂养困难或呕吐频繁者，按医嘱正确给予静脉营养。

3. 用药护理：按医嘱给予患儿促胃肠动力剂、抗酸剂和黏膜保护剂等药物治疗；有计划地进行静脉穿刺，保证药物的正确供给和热量、营养的足量供给；观察药物的疗效和不良反应，多潘立酮应在喂奶前半小时及睡前口服，西咪替丁在进餐时与睡前服用效果好，蒙脱石散服用时间宜与喂奶时间间隔半小时，红霉素由于有增加呕吐的副作用，输注时速率宜缓慢。

健康教育

1. 向家长讲解疾病的基本知识、护理及预后。

2. 避免生活中采取增加腹压的各种行为，给患儿穿宽松的衣服，尿裤避免太紧。

3. 观察患儿有无发绀，判断患儿反应情况和喂养是否耐受，少量多餐，每日监测体重。

第四节 新生儿腹泻护理

评估及观察要点

1. 评估患儿大便次数、量、颜色及性质，注意有无呕吐、腹胀、哭吵等伴随症状。

2. 观察患儿生命体征、精神状态、体重变化、皮肤弹性、肢端温度及尿量等，注意有无脱水现象。

护理要点

1. 接触隔离，接触患儿前后应洗手，避免交叉感染。

2. 减量喂养或禁食，禁食期间做好口腔护理，遵医嘱给予静脉营养。

3. 保持静脉输液的通畅，补液速率按医嘱严格执行。

4. 及时留取大便标本，选取最异常部分，及时送检。

5. 加强臀部护理。每次更换尿布时用温水或湿纸巾清洗患儿臀部，轻轻吸干水分，保持皮肤干燥。有红臀者，应局部暴露，必要时予以局部理疗或氧气吹臀部创面。

健康教育

1. 如人工喂养，应告知家长奶具消毒方法，牛奶现配现用，未吃完的奶应丢弃。

2. 告知家长臀部护理方法，预防尿布疹。

3. 注意卫生，和宝宝进行亲密接触前要洗手，注意食具及玩具消毒，母乳喂哺前一定要先清洗双手和乳房，勤换内衣。

4. 观察宝宝的大小便，如果发现异常及时到医院就诊。

第五节 新生儿坏死性小肠结肠炎护理

评估及观察要点

1. 评估患儿精神状态、面色，是否有腹胀、呕吐、腹泻及便血等症状。

2. 观察患儿生命体征及末梢循环，警惕中毒性休克、弥散性血管内凝血及败血症的发生。

3. 观察患儿有无体温不升、面色苍白、呼吸不规则及心动过缓等全身感染中毒表现。

4. 仔细观察患儿大便次数、性质、量及颜色，及时留取标本。

▶ 护理要点

1. 立即禁食：疑似患儿禁食3天，确诊病例禁食7～10天，重症患儿禁食14天或更长。待其临床表现好转，腹胀消失，大便潜血转阴后可逐渐恢复饮食。严禁过快过多或高渗透压配方奶喂养，避免病情反复及加重。

2. 抬高患儿头肩部30°～40°，肠胀气明显者行胃肠减压，做好胃肠减压护理。观察腹痛、腹胀消退情况及引流物颜色、性质及量。

3. 在调整饮食期间继续观察患儿腹胀、呕吐、胃潴留及大便等情况，发现异常立即与医生联系。如考虑手术，应及时转诊。

4. 建立良好的静脉通路，补充能量，维持水电解质平衡，合理安排药物速率，准确记录24小时出入量。

▶ 健康教育

1. 帮助家长掌握有关饮食、皮肤和口腔卫生等的护理知识。

2. 告知家属如何观察患儿大便和腹部情况；如何区分溢奶和呕吐，如有呕吐，应学会观察呕吐的性质。

3. 发现异常及时就诊并定期复诊。

第四章

新生儿黄疸

第一节　新生儿高胆红素血症护理

▶ 评估及观察要点

1. 观察患儿生命体征、哭声、精神反应和前囟的张力。

2. 观察黄疸出现的时间、进展、伴随症状及程度的变化，评估皮肤及巩膜黄染程度。

3. 了解患儿是否母乳喂养及母亲孕产期情况。

4. 观察患儿大小便次数、量及性质，注意有无胎粪排出延迟。

5. 观察患儿肌张力变化，有无嗜睡、拒奶、惊厥等胆红素脑病的早期表现。

▶ 护理要点

1. 维持患儿体温在 36～37℃，低体温影响胆红素与白蛋白的结合。

2. 若病情许可，应尽早开奶以诱导正常菌群的建立，减少肝肠循环，促进胎便排出，减少肠壁对胆红素的再吸收。

3.实施光照疗法，做好光疗护理。

（1）光疗前

①清洁蓝光箱，接通电源。调节箱内温度为30～32℃。

②患儿全身裸露，穿好纸尿裤，男婴盖好阴囊，患儿两眼用黑色不透明眼罩遮盖。

③给患儿修剪指甲，戴小手套和脚套，避免抓伤及擦伤。

（2）光疗中

①严密观察患儿病情变化，发现有异常情况及时报告。

②监测患儿生命体征，观察皮肤有无皮疹和颜色改变、有无呕吐及大小便情况等。

③注意观察箱温，防止箱温过高或过低。

④保证足够液体摄入，遵医嘱喂奶。

⑤保持玻璃床面的清洁、干燥，及时清洁床面上的呕吐物、大小便等污物。

（3）光疗后

①检查患儿皮肤有无皮疹、疱疹等感染现象。

②继续监测患儿黄疸情况，遵医嘱测TCB。

③正确记录蓝光灯使用时间，做好蓝光箱的终末处理。

4.处理感染灶，观察患儿皮肤有无破损及感染灶，脐部有无脓性分泌物，保持脐部清洁、干燥。

5.遵医嘱给予补液和白蛋白治疗，预防核黄疸。

6.做好用药护理，注意疗效和不良反应。静脉输注白蛋白、丙种球蛋白时应控制输注速率，严防药液外渗。

7.根据病情遵医嘱及时进行换血治疗，并做好相应护理。

健康教育

1. 介绍患儿病情，告知核黄疸对新生儿的影响，以取得治疗配合。

2. 针对病因进行宣教。对于母乳性黄疸的患儿，母乳喂养可暂停 1～3 天，再恢复母乳喂养。

3. 对于红细胞 G-6-PD 缺陷所致黄疸患儿，忌食蚕豆及其制品，衣物勿放樟脑，注意用药禁忌。

4. 在光疗后出现轻泻，如稀便呈深绿色、泡沫多、小便深黄等，属于正常反应。

5. 观察患儿黄疸有无复发，多晒太阳，避免阳光直射宝宝眼睛。定期到医院复查黄疸消退情况。

6. 按医嘱将退黄疸药物喂于患儿，溶解粉剂药物的水不宜过多。

7. 对于胆红素脑病患儿的家长，重点进行康复训练指导，嘱其带患儿定期复查。

8. 新生儿出现皮肤黄染、精神状态欠佳、拒奶、哭声高尖、四肢肌张力高、抽搐等情况时，及时就医。

第二节　新生儿溶血病护理

评估及观察要点

1. 评估病因。

2. 观察患儿生命体征、黄疸情况，注意有无胆红素脑病的表现。

护理要点

1. 按新生儿疾病一般护理常规或早产儿护理常规护理。

2. 监测黄疸：根据患儿皮肤黄染的部位、范围和经皮黄疸仪测量的数值判断患儿黄疸程度。

3. 生命体征的监测：观察患儿体温、脉搏、呼吸等情况，有无出血倾向，尤其在光疗时，加强监测以及时发现体温及呼吸异常并积极处理。

4. 胆红素脑病的监测：观察患儿精神反应、肌张力、哭声、吮吸力，从而判断有无胆红素脑病发生。

5. 大便的监测：观察患儿大便颜色、性质、量，如胎粪排出延退，应予灌肠处理，促进胆红素及大便的排出。

6. 耐心喂养，黄疸期间患儿常表现为食欲下降、吸吮无力，护理人员应按需调整喂养方式，少量多餐，保证热量摄入。

7. 遵医嘱予肝酶诱导剂、白蛋白、丙种球蛋白，前者可诱导肝脏葡萄糖醛酸转移酶的活性，加速未结合胆红素的转化排出，后者能结合游离胆红素而减少其通过血脑屏障的机会，从而降低胆红素脑病的发生概率。

8. 行光照疗法及换血的护理。

健康教育

1. 使家长了解病情，向家长介绍黄疸的有关知识，指导家长对黄疸的观察，以早期发现问题，早期就诊。

2. 对于胆红素脑病患儿，注意其后遗症的出现，及时给予康复治疗及出院后的康复指导。

3. 若为红细胞 G6PD 缺乏者，须忌食蚕豆及其制品，衣物保管时切勿放入樟脑丸，并注意药物选用，以免诱发溶血、新生儿出血症。

第三节 新生儿胆红素脑病护理

> **评估及观察要点**

1. 评估黄疸出现的时间、黄疸色泽变化，了解黄疸的进展。

2. 观察患儿有无厌食、睡眠差、呼吸暂停、低热、反应欠佳、精神萎靡、四肢舞动及拥抱反射消失等。病情继续发展可能出现高声尖叫、惊厥或角弓反张等神经系统症状。未予治疗或病情发展后期常表现为某些神经系统损害症状，如持久性锥体外系症状（眼球运动障碍和听觉障碍、手足徐动）及智能障碍，严重者常可导致死亡。

> **护理要点**

1. 预防感染：新生儿免疫功能较差，易遭到细菌等侵袭。严格无菌操作，防止交叉感染，医护人员接触患儿前后应洗手，各种治疗护理集中操作，防止皮肤破损后细菌侵入引起感染，细菌毒素可加速红细胞的破坏并抑制葡萄糖醛酸转移酶的活性，使血中未结合胆红素浓度增高，因此要注意保护婴儿皮肤、脐部及臀部，防止破损感染。

2. 液体与营养：保证充足的水分和营养供应，特别是采用光疗时，为防止显性失水，根据日龄及体重给予静脉液体输注，当奶量达到全肠内营养时不用再额外补充液体。

3. 抚触护理：抚触护理能加速肠道正常菌群生长，减少未结合胆红素生成和肠肝循环，促进胆红素的排泄，降低新生儿血中的胆红素含量。对防止早产儿胆红素脑病的发生，降低神经系统后遗症，提高新生儿生存具有举足轻重的作用。

4. 抽搐的护理：患儿抽搐时，记录时间、频率及表现。抽搐时患儿常

伴有 SpO_2 下降，应及时给予氧气吸入，缓解缺氧的症状。对于抽搐持续状态的患儿，遵医嘱予以止痉药物，并评估患儿的止痉效果及呼吸系统有无抑制。保持环境安静，置暖箱，各种治疗护理集中操作，减少对患儿的干扰和刺激，避免诱发抽搐。

5.行光疗一般护理，必要时换血。

健康教育

1.使家长了解病情，做好健康教育，介绍新生儿黄疸的相关知识，取得家长的配合。积极从发病原因上治疗黄疸，防止并发症的发生，保证患儿住院护理质量与出院后家庭护理质量。

2.对于确诊的胆红素脑病患儿，后期应尽早给予康复治疗和护理。患儿脑组织在出生后 0～6 个月尚处于迅速生长发育阶段，其异常姿势和运动发育模式尚未完全固定，可塑性较大，因此在这一时期应及时干预，包括视觉、听觉、嗅觉、触觉、运动刺激。早期的干预及神经功能锻炼可促进脑结构发育和功能的代偿，对神经系统发育和智能成熟有重要的影响。所以，早期及时对患儿进行相关康复护理干预，对新生儿的神经系统发育和智能恢复具有重要的作用。

第五章

新生儿感染性疾病

第一节 新生儿败血症护理

▶ 评估及观察要点

1. 评估患儿精神反应、食欲、哭声、面色及肌张力等，如出现面色青灰、呕吐、脑性尖叫、囟门饱满及两眼凝视，提示并发脑膜炎的可能。

2. 观察患儿生命体征及血氧饱和度。

3. 注意患儿有无面色苍白、皮肤发花、四肢厥冷、尿少、毛细血管再充盈时间延长或皮肤出血点等表现，警惕感染休克或弥散性血管内凝血的发生。

4. 观察肝脾有无肿大及黄疸情况，如黄疸迅速加重、消退延迟或退而复现等。

▶ 护理要点

1. 及时处理局部病灶，如脐炎、鹅口疮、脓疱疮、皮肤破损等，促进皮肤早日愈合，防止感染继续蔓延扩散。

2. 正确留取标本：抗生素应用前及时抽取血培养、C反应蛋白等化验标本；脐炎时可留取脐部分泌物培养，皮肤脓疱疮可留取脓液培养，在留取标本时，棉签只能接触创面的分泌物或脓液，不能触及四周皮肤。

3. 维持体温稳定：高热时予以散包、温水浴等物理降温；一般不予药物降温。当体温低或体温不升、精神反应转差时，提示感染加重，注意保暖、复温。患儿体温易波动，除感染因素外，还易受环境因素影响。

4. 遵医嘱按时按量使用抗生素，注意疗效和不良反应。保证抗菌药物有效进入体内，注意药物毒副作用。

5. 监测患儿体重变化，体重不增或进行性下降是疾病未愈指标之一。

6. 在高胆红素血症患儿进行光疗时，做好相应护理。

健康教育

1. 向家长介绍败血症与血液病的区别及完成治疗疗程的意义，消除家长顾虑，使之配合治疗。

2. 告知家长不宜用布擦新生儿口腔，不宜"挑马牙""打灯火"，以保持婴儿皮肤黏膜的完整性。指导家长掌握脐部护理方法，预防脐部感染。

3. 指导家长正确喂养和护理患儿，保持患儿皮肤的清洁。

第二节 新生儿高热护理

评估及观察要点

1. 了解发热的原因，判断是否为外界环境导致的发热。

2. 严密监测患儿生命体征，观察患儿神志、喂养等情况，观察有无惊厥等并发症的发生。

3. 观察患儿应用退热药后的效果和不良反应。

> 护理要点

1. 降温的护理

（1）去除病因：调节合适的室温，创造良好的病室环境，保证患儿充分休息。室内定时通风换气，保持空气新鲜。

（2）降温方式：当患儿体温高于39 ℃时，应尽快降温，防止惊厥的发生。可给予加强散热、温水擦浴等物理降温。

（3）监测体温：一般每日测量4次，高热时应1～2小时测量一次，必要时30分钟测量一次，遵医嘱予以物理或药物降温，直至患儿体温恢复至正常且稳定。

2. 病情观察

（1）严密监测患儿生命体征：神志、面色、喂养等。

（2）观察有无出血点、黄疸、惊厥等并发症的发生。

（3）观察患儿的液体入量、尿量，注意有无脱水症状。

3. 保证营养的供给

喂养应少量多餐，坚持母乳喂养。对于不能进食者，应按医嘱从静脉补充营养和水分，保持大便通畅。促进毒素和代谢产物的排出。

4. 加强基础护理

保持患儿皮肤清洁、干燥，及时更换汗湿的衣被，防止受凉。治疗护理应集中操作，加强患儿口腔护理，保持口腔清洁。

> 健康教育

1. 向家长讲解发热与病情的关系，消除患儿家长焦虑心理，积极配合治疗。

2. 指导家长掌握降温的相关措施和护理要点。

3. 指导家长掌握在家自我观察病情的简单方法。

第三节　新生儿脐炎护理

评估及观察要点

1. 评估患儿脐带有无红肿、渗血或渗液等表现，注意分泌物的颜色、性状、有无臭味。

2. 观察患儿生命体征、精神反应及血氧饱和度等变化。

3. 注意患儿吃奶情况，观察有无发热、腹胀等症状，细菌进入血液循环可引起败血症。

护理要点

1. 按新生儿疾病一般护理常规护理。

2. 观察患儿脐带有无潮湿、渗液或脓性分泌物，如有应及时治疗，采用3%过氧化氢彻底清洗脐部，消毒棉签吸干后再外涂络合碘；炎症明显者可敷上莫匹罗星软膏或按医嘱选用抗生素治疗。

3. 脐带残端脱落后，注意观察脐窝内有无樱红色的肉芽肿增生，如有应及早处理，防止肉芽过长而延误治疗，可采用10%硝酸银溶液烧灼治疗。

4. 注意脐瘘、脐渗血或脐部蜂窝组织炎等，如有应及时处理。

5. 避免大小便污染，最好使用吸水、透气性能好的尿裤。

6. 遇到脐带残端长时间不脱落，应观察是否断脐时结扎不牢，有少量血循环，此时应考虑重新结扎。

健康教育

1. 指导家长掌握脐部护理操作方法。消毒脐带必须从脐带的根部由内向外环形彻底清洗消毒，保持局部干燥。

2. 进行婴儿脐部护理时，应先洗手，注意婴儿腹部保暖。

第四节　新生儿先天性梅毒护理

评估及观察要点

1. 注意患儿生命体征及皮肤情况。
2. 使用青霉素治疗过程中，加强用药观察。

护理要点

1. 病情观察：严密监测患儿生命体征及其他一般情况。

2. 药物的应用：遵医嘱进行抗梅毒治疗，青霉素现配现用，保证药物按时、有效地进入患儿体内。

3. 严格消毒隔离：做好消毒隔离工作，防止交叉感染。实行严格的床旁隔离，治疗及护理操作应集中进行。接触患儿前后均应彻底洗净双手，加强自我防护意识。

4. 皮肤护理：各种操作应集中进行，动作轻柔，尽量减少对患儿不必要的刺激。加强臀部以及腋下等褶皱部位的皮肤护理，保持全身皮肤的清洁，以免发生交叉感染。

5. 合理喂养：耐心喂养，保证充足的营养。

> **健康教育**

1. 对患儿家长进行先天性梅毒相关知识的健康教育,消除家长的恐惧心理,积极配合治疗,同时还应保护患儿及家长的隐私。

2. 指导家长做好有效隔离,防止交叉感染。

3. 指导家长定期复查,加强随访。

第六章

新生儿神经系统疾病

第一节 新生儿颅内出血护理

▶ 评估及观察要点

1. 评估患儿有无产伤,是否使用产钳、胎头吸引器等助产。

2. 密切观察患儿生命体征变化,注意有无呼吸频率、节律的改变。

3. 密切观察患儿意识状态、瞳孔改变,注意肌张力改变。

4. 注意患儿有无脑性尖叫、囟门隆起、惊厥、呕吐等颅内高压的表现。

▶ 护理要点

1. 严密观察患儿病情,注意其生命体征、神志、瞳孔、肌张力的改变及前囟门隆起等。

2. 密切观察呼吸形态,及时清除呼吸道分泌物;有烦躁不安、抽搐等现象,立即报告医师。

3. 遵医嘱给予镇静剂、脱水剂,并注意观察疗效和有无不良反应。仔细耐心观察惊厥发生的时间、性质。

4. 保持患儿绝对静卧，减少噪声，抬高头肩部 15°～30°，避免头皮穿刺输液。一切必要的治疗、护理操作集中进行，动作轻、稳、准，尽量减少对患儿的移动和刺激，减少反复穿刺，以防加重颅内出血。

5. 根据缺氧程度用氧，注意用氧方式和浓度，防止氧浓度过高或用氧时间过长导致的氧中毒症状。当出现呼吸衰竭或严重的呼吸暂停时，需气管插管、机械通气并做好相关护理。

6. 保持患儿呼吸道通畅，及时清除呼吸道分泌物；维持患儿体温稳定，体温过高时应予物理降温，体温过低时用暖箱或热水袋保暖。

7. 根据病情选择不同喂养方法，出血早期禁止直接哺乳，防止因吸吮用力或呕吐而加重出血。病重者延迟喂养，必要时管饲，有颅内高压者严格控制出入水量。

8. 对于头部有血肿或产伤者，注意观察局部情况，勿挤压，保持局部清洁，以免引起感染。

健康教育

1. 向患儿家属解释病情、治疗经过及预后，并给予支持和安慰，减轻其紧张和恐惧心理。

2. 鼓励家长在患儿恢复期对其进行智力开发、肢体功能训练，增强战胜疾病的信心，尽量减少后遗症。

3. 如有后遗症时，鼓励家长坚持治疗和随访，尽早对患儿进行康复训练。

第二节 新生儿缺氧缺血性脑病护理

评估及观察要点

1. 评估患儿意识状态、瞳孔、囟门张力及肌张力等。
2. 监测患儿呼吸、血压、血氧饱和度、血气及血糖等。
3. 注意患儿有无兴奋易激惹、反应低下、意识障碍加深或惊厥等表现。

护理要点

1. 将患儿置于辐射台或暖箱，保持患儿安静，头肩部抬高 15°～30°。头部血肿者，应避免侧卧位或挤压其患处。

2. 保持患儿呼吸道通畅，及时清除呼吸道分泌物；根据病情，选择合适的给氧方式，可给予鼻导管吸氧或头罩吸氧，如缺氧严重，可考虑气管插管及机械辅助通气。监测血气，及时调整吸氧浓度，保持 PaO_2 在 60～80 mmHg，$PaCO_2$ 和 pH 在正常范围。

3. 严密监护患儿的呼吸、血压、心率、血氧饱和度等，注意观察患儿的神志、瞳孔、前囟张力及是否有抽搐等症状。

4. 合理喂养并观察患儿消化吸收情况，如有应激性溃疡，应延迟喂养时间，并给予止血药胃内保留。对于不会吸吮的患儿，给予管饲，用安慰奶嘴锻炼其吸吮功能。

5. 用药护理：正确使用镇静止痉药物，长时间使用苯巴比妥者应监测其血药浓度。静脉注射使用脱水药物、血管活性药时严格按时、按量给药，控制输液速率，注意观察疗效和有无不良反应，严防药液外渗。

6. 实施亚低温治疗时，做好相应护理和体温监控。

7. 康复期进行视、听、触及动作等早期干预训练。

> 健康教育

1. 指导家长对患儿进行视觉、听觉、触觉及动作训练和感知刺激的干预措施，促进患儿脑功能的恢复。

2. 对疑有功能障碍者，将其肢体固定于功能位。

3. 恢复期指导家长掌握康复干预的措施，以得到家长最佳的配合并坚持定期随访。

第七章

新生儿血液系统疾病

第一节 新生儿贫血护理

▶ 评估及观察要点

1. 评估病因与发病机制。

2. 观察患儿生命体征,特别是皮肤黏膜颜色。

▶ 护理要点

1. 按新生儿疾病一般护理常规或早产儿护理常规护理。

2. 监测患儿生命体征,密切观察患儿病情,注意体温、脉搏、呼吸、血压变化。

3. 失血性休克的监测:对于急性失血患儿,要注意观察神志、面色,记录液体出入量,并注意有无面色苍白、烦躁不安、脉搏加快、出汗、血压下降、四肢厥冷等失血性休克的表现。

颅内出血的监测:观察有无嗜睡或昏迷、呕吐、惊厥等颅内出血表现。

4. 输液速率宜慢,预防肺水肿、心衰的发生。对于严重贫血患儿,为防止发生低氧血症，可给予低流量给氧。

5. 对于溶血性贫血合并高胆红素血症患儿，如需光疗或换血，则按光疗及换血护理常规护理。

6. 对于有指征需要输血者，要严格遵守输血操作规程，仔细核对，严防输血不良反应的发生。

7. 保持安静，动作轻柔，操作尽量集中进行，避免患儿因剧烈哭吵而加重心脏负担及诱发颅内出血。

8. 加强喂养：提倡母乳喂养，人乳含铁量少，但吸收率高达50%，而牛奶中铁的吸收率仅为10%～25%，另外还可补充铁强化奶。

健康教育

1. 向家长讲解贫血的有关知识及护理要点。
2. 指导家长合理喂养，提倡母乳喂养，及时添加辅食，正确用药。

第二节 新生儿红细胞增多症护理

评估及观察要点

1. 评估病因、病理。
2. 监测血细胞比容，观察患儿尿色及尿量情况。观察患儿心率、血压、肝脏大小，是否有皮肤发红及肢端发绀现象，注意有无心力衰竭、肾衰竭发生。
3. 观察患儿皮肤黄染程度。

护理要点

1. 密切观察患儿反应、呼吸、心率、肌张力及有无抽搐等。评估患儿皮肤黄染程度，预防胆红素脑病。

2. 注意保暖：由于患儿血液黏滞，末梢循环差，四肢发凉，故应将其置于温暖的环境。

3. 必要时进行换血治疗，做好护理工作。

4. 营养支持：对于喂养困难和禁食者，予以静脉输液补充热量，监测血糖，预防并及时处理低血糖。

5. 皮肤护理：做好患儿口腔、脐部、臀部及皮肤护理。

6. 预防感染：严格遵守消毒隔离规范，加强手卫生，防止交叉感染，严格无菌操作。

健康教育

1. 积极进行健康宣教，讲解红细胞增多症的相关知识。

2. 告知家长患儿病情及应注意事项，减轻家长的恐惧、焦虑情绪，取得家长的配合。

3. 指导和鼓励家长参与患儿护理。

第三节　新生儿出血性疾病护理

评估及观察要点

1. 评估患儿出血性疾病家族史、母亲患病史（如感染、特发性血小板减少性紫癜、红斑狼疮）、母亲既往妊娠出血史、母亲及新生儿用药史等。

2.观察患儿出血部位、性质及严重程度。广泛皮肤瘀点常提示血小板减少症，局部瘀点常发生在静脉压增高部位；小而表浅的瘀血常提示血小板疾病，广泛深部出血提示凝血因子异常；无基础疾病的新生儿短期内大量出血，可能是维生素K缺乏症、血友病、免疫性血小板减少症，有严重疾病基础的新生儿出现广泛性出血倾向常提示弥散性血管内凝血。

护理要点

1.病情观察：密切观察患儿神志、面色及生命体征变化。密切监测血压、心率及有无喷射性呕吐等。

2.体温管理：保持患儿体温稳定。

3.用药护理：集中进行治疗，尽量减少穿刺次数，选用小针头，注射局部延长压迫时间。尽量避免肌内注射、皮下注射。

4.液体管理：严格按照输血常规执行，根据病情调节滴速。密切观察有无输血不良反应，并根据不同反应及时处理。

5.保持床单清洁平整，使用棉质衣物和包被，避免患儿皮肤摩擦及肢体受压。

6.严密观察各种出血症状，及时予以处理。

7.预防感染：严格遵守消毒隔离规范，加强手卫生，防止交叉感染，严格无菌操作，必要时实行保护性隔离。

健康教育

1.告知家长相关疾病知识，减轻其焦虑情绪，积极配合治疗。

2.指导家长观察患儿病情，包括精神状态、皮肤颜色、生命体征、出血部位、出血程度等，如有异常及时报告医护人员。指导家长掌握避免出血的方法。

第四节 新生儿弥散性血管内凝血护理

评估及观察要点

1. 评估患儿有无弥散性血管内凝血早期征象，如四肢厥冷、指（趾）发绀等。

2. 如有呕血、黑便等消化道出血表现时可暂禁食。血尿者留尿送检并记录尿量，早期发现肾功能衰竭症状。注意任何出血倾向，发现出血先兆，立即通知主管医师，并配合做好急救治疗。

护理要点

1. 对症护理，维持患儿体温稳定，警惕并发症的发生。

2. 病情观察：注意患儿出血部位、范围及严重程度，记录24小时尿量。及早识别弥散性血管内凝血早期征象。

3. 保持患儿呼吸道通畅。注意吸痰动作轻柔，避免损伤气道黏膜。

4. 根据患儿呼吸状况及血气分析的结果选择氧疗方式，维持正常血氧分压。

5. 及时、准确输注肝素，保证药物疗效并观察用药反应。

6. 皮肤护理：尽量减少穿刺，避免肌内注射、皮下注射。穿刺或注射部位易出血不止，操作后应适当延长压迫时间至出血停止。

健康教育

向家长讲解疾病相关知识，缓解家长焦虑情绪。解释反复实验室检查的原因，以取得配合。

第八章

新生儿内分泌与代谢疾病

第一节 新生儿低血糖护理

评估及观察要点

1. 严密监测患儿血糖,如有异常,积极处理。
2. 评估患儿有无喂养困难、心动过缓、发绀、低体温、呼吸暂停、肌张力减退、哭声异常等临床表现。

护理要点

1. 严密监测血糖:如有异常及时通知医生积极处理。
2. 尽快建立静脉通路:遵医嘱用药。输液过程中,根据血糖结果及时调节输液速率及输注量。密切观察输液部位有无肿胀,输液泵流速是否精准,杜绝医源性低血糖的发生。
3. 病情观察:严密监测患儿生命体征和有无神经系统症状。
4. 保证有效喂养:尽早开奶或人工喂养。
5. 注意保暖:根据患儿体重、体温情况给予辐射台或暖箱保暖。

> 健康教育

告知家长低血糖发生的原因及预后，以配合治疗。

第二节　新生儿低钙血症护理

> 评估及观察要点

1. 评估病因、病理。
2. 观察患儿生命体征，主要是神经、肌肉的兴奋性、有无手足抽搐等。

> 护理要点

1. 按新生儿疾病一般护理常规或早产儿护理常规护理。
2. 监测体温，为了保持新生儿体温正常及最低代谢率与耗氧量，需维持其中性温度。
3. 呼吸监测，对于低钙血症的患儿，监测其呼吸非常重要，还需密切观察其呼吸的频率、节律及皮肤颜色的变化，警惕低钙抽搐而导致的呼吸暂停。
4. 对于出现惊厥者，将其置于辐射台上，便于肢体暴露，易于观察到惊厥。一般给予仰卧位，头偏向一侧。护士应增加观察频率，及时捕捉患儿出现惊厥的信息。
5. 如患儿出现呼吸暂停，应大声呼救，畅通呼吸道，拍打患儿足底。无反应时立即应用复苏气囊加压给氧，按压频率40～60次/分钟，压力以胸廓轻度起伏为宜。30秒后评估心率、呼吸及肤色，如不改善，可给予气管插管，按新生儿窒息复苏方案处理。
6. 静补充钙剂时，须选用粗大且有弹性的静脉，避免在患儿头皮、面部或关节处进行静脉穿刺,以防渗漏后影响容貌或关节活动。新生儿血管通透性大,为了预防钙剂外渗,一般应用钙剂时宜另选静脉重新穿刺。应用钙剂时,护士必须床边守护。如周围皮肤颜色改变,即使无肿胀,也应拔针,并立即用25%硫酸镁外敷处理。

健康教育

1. 提倡母乳喂养。

2. 新生儿应多晒太阳,及时补充钙和维生素D,按时添加辅食。

第三节 新生儿常见遗传代谢性疾病护理

评估及观察要点

1. 评估患儿意识状态、生命体征、体格发育、神经系统、饮食状态等。评估患儿家族史。

2. 观察患儿神志、面色、口唇颜色、呼吸节律和频率,警惕酸中毒发生。一旦发生,立即通知医生并给予对症处理。

护理要点

1. 病情观察:严密监测患儿生命体征,如心率、血压、呼吸等,保证患儿呼吸道通畅,及时清理呼吸道分泌物,必要时给予呼吸机支持治疗。观察患儿神志及精神状态,面色、口唇颜色及呼吸节律的变化,警惕酸中毒的发生,及时进行纠酸补液治疗。完善相关检查,如血气分析等,维持血糖正常。

2. 正确合理喂养,根据患儿病情选择适宜的饮食。

3. 对于呕吐脱水的患儿，详细记录出入量，及时补液治疗。

4. 预防感染，针对患儿的易感染、机体抵抗力低、营养状况差等特点，加强基础护理。

健康教育

1. 向家长介绍相关疾病知识，解释目前患儿疾病状况。

2. 正确的饮食指导，解释饮食重要性及药物作用和副作用。根据正常年龄发展进行相应康复指导。

3. 高危家庭可做基因检测及产前诊断。

第九章

新生儿皮肤疾病

第一节　新生儿鱼鳞病护理

▶ 评估及观察要点

1. 评估患儿生命体征，尤其是对患儿皮肤状况及疼痛的评估。
2. 注意避免因护理不当导致的压力性损伤及肢端末梢供血不足等。

▶ 护理要点

1. 预防感染：对患儿采取保护性隔离，患儿用物专人专用。一切治疗护理措施都在暖箱内集中进行。做好患儿周围环境消毒。

2. 全身皮肤护理：护理人员戴口罩及无菌手套，用无菌生理盐水棉球为患儿擦拭全身，特别是皮肤皱褶处（如颈部、腋下、腹股沟），并用美皮康银离子敷料覆盖，以利于吸收渗液，外层以无菌纱布包扎固定，暴露眼、口、鼻、脐部、会阴部和肛门。眼、口、肛周黏膜可用金霉素眼膏涂抹，3次/天。每小时为患儿更换一次体位，发现患儿手指、上臂、下肢等处有角化上皮形成的干皮环（似"手镯""脚镯""戒指"）时，用消毒剪刀将环剪断。及时为患儿修剪指（趾）甲，戴无菌柔软小手套。

3. 营养支持：给予肠内营养结合肠外营养，提倡母乳喂养，输液选择粗大的静脉或行深静脉置管，并妥善固定。维持尿量 $> 1\,\text{mL}/(\text{kg}\cdot\text{h})$。

4. 疼痛管理：评估患儿疼痛等级，给予镇痛措施，必要时可遵医嘱采用药物治疗，避免各种副作用。

5. 病情观察：注意避免因护理不当导致的压力性损伤及肢端末梢供血不足等，如每 2 小时更换一次血氧饱和度探头位置等。

健康教育

1. 患儿住院期间，向家长讲解先天性鱼鳞病的发病原因、临床特点及护理方法，向家长强调手卫生的重要性。

2. 指导家长密切观察患儿皮肤发硬、角化、断裂、脱屑等情况，发现异常立即通知医护人员处理。

3. 出院时指导家长做好患儿皮肤护理及生活护理。患儿房间每天开窗通风 2 次，每次 30 分钟。

4. 保持患儿皮肤清洁，禁止使用碱性肥皂或刺激性药物。保持患儿衣服清洁、舒适，给其穿着棉质、宽松的衣服，并勤洗勤换。

5. 建议患儿家长纯母乳喂养至少 6 个月，6 个月后给予高热量、高蛋白质、高维生素的辅助食物。告知家长出院后前往皮肤科、眼科随访。

第二节 新生儿脓疱疮护理

评估及观察要点

1. 评估患儿局部皮损的范围和程度。
2. 密切观察患儿生命体征,有无发热、淋巴结肿大等全身症状。

护理要点

1. 严格做好隔离工作,以防交叉感染。有条件应分开病室隔离,无条件则进行床旁隔离。

2. 工作人员在治疗、护理过程中接触患儿前后,应及时消毒双手,防止交叉感染。

3. 加强患儿皮肤护理,局部皮肤脓疱处用络合碘消毒后用无菌针刺破排出脓液,外涂莫匹罗星,注意局部清洁消毒,防止自身感染扩散。遵医嘱使用抗生素。

4. 严密观察患儿病情,除观察体温、心率、呼吸、精神状态、喂养及有无黄疸等情况外,还应每日重点查看全身皮肤脓疱的多少、大小、形状及分布的部位等有无变化。

健康教育

1. 注意患儿个人卫生,保持皮肤的清洁,防止交叉感染。
2. 家庭成员接触患儿前后要洗手,尽量不去人员聚集的场所。

第三节 新生儿大疱性表皮松解症护理

评估及观察要点

1. 评估患儿大疱的分布范围、大小、形状；皮肤有无破溃、有无血疱、掌跖有无过度角化和脱屑；是否累及口腔及有无继发感染。

2. 观察患儿生命体征、精神反应、大疱的分布，有无破溃，并协助医生完成患儿查体工作，尽量减少查体过程中因摩擦对皮肤造成的伤害。

护理要点

1. 病情观察：注意观察患儿生命体征、反应、面色、哭声、皮肤颜色、吮奶情况、四肢活动度，并做好记录。

2. 皮肤护理：

（1）保护皮肤，避免机械性损伤。

（2）剪短指甲，避免患儿用手抓破皮肤。

（3）观察水疱的分布范围、大小，及时处理创面及水疱，如不及时处理，易引发继发感染；小水疱易融合成大水疱，形成皮损，带来疼痛。

（4）创面用含银离子的伤口敷料和泡沫敷料进行换药，局部先用无菌生理盐水脉冲式冲洗创面，将坏死组织和血痂尽量冲洗干净。手足指（趾）破溃处以泡沫敷料包裹后戴上无菌小布套，隔天换药。用棉垫抬高、分隔双足，双足悬空。每次换药时应注意有无新的水疱出现。

3. 预防感染：

（1）严格执行消毒隔离制度，每天空气消毒2次，开窗通风2次，每次30分钟。

（2）严格执行手卫生及无菌操作，接触创面时戴口罩和无菌手套。

（3）喂养时给予患儿软奶嘴，减轻其吸吮疼痛。奶嘴应每天消毒，预防感染。

（4）保持患儿呼吸道通畅，尽量取侧卧位，防止呛咳，避免窒息。注意观察患儿皮肤有无感染及有无新的水疱出现，以及伤口敷料是否干燥，有无渗液。

（5）做好保护性隔离。暖箱每天使用消毒液擦拭，每周更换暖箱。患儿衣物及床单位用物均需高压灭菌，每天更换。患儿所有诊疗护理用物，均专用。严格执行无菌操作及手卫生，各种治疗和护理集中进行。

4.掌握大疱性表皮松解症的分型，警惕交界型累及多脏器功能及合并呼吸道梗阻的发生，必要时行气管插管，维持患儿自主呼吸，避免因气道梗阻而死亡。

▶ 健康教育

1.患儿住院期间，向家长讲解新生儿大疱性表皮松解症的发病原因、临床特点及护理方法。

2.允许家长洗手、穿隔离衣后进入病室探视患儿，指导家长如何正确护理皮肤创面。

3.出院时告知家长选择合适的伤口敷料，减少机械力对皮肤的伤害。

4.保持患儿皮肤清洁干燥，少去公共场所，预防感染。有异常情况及时就医。

第二篇　新生儿护理管理

第一章

新生儿病室规章制度

第一节 新生儿病室管理制度

新生儿病室的管理制度直接决定了护理质量,其涉及内容较多,主要表现在以下几个方面:

1. 病区(部门)由护士长负责管理,全体病区(部门)工作人员积极协助。

2. 病区(部门)布局有序,统一陈设,室内床位和物品定位放置,摆放整齐,不得随意变动。

3. 保持病区(部门)整洁、舒适、安静、安全,避免噪声,工作人员做到走路轻、关门轻、说话轻、操作轻。

4. 病区(部门)内禁止吸烟,注意通风。

5. 定期召开护患沟通会,征求意见,不断改进病区(部门)工作。

6. 医务人员按要求着装,佩戴胸牌上岗。

7. 护士长全面负责保管病区(部门)财产、设备,分别指派专人管理、建立账目、定期清点,如有遗失及时查明原因,按规定处理。

第二节　新生儿病室安全管理制度

1. 严格落实交接班制度，每班清点患儿，坚持床头交接，履行岗位职责。
2. 按照护理级别落实巡视要求。
3. 医护人员定期接受培训，具备新生儿疾病早期症状的识别能力。病室内配备新生儿抢救的设备和药品。
4. 外来人员验证身份后才能入室，安装门禁系统保证科室安全。
5. 住院期间患儿出入病室时，医护人员应双人核对患儿身份信息并登记。
6. 患儿住院期间须佩戴腕带（手、脚各一个），如有损坏、丢失，应当由两名医护人员共同核对患儿身份信息，确认无误后方可佩戴。
7. 患儿入出院时应由医护人员及其家属共同核实患儿身份信息并签字确认。
8. 加强医院感染管理，降低医院感染发生风险。
9. 保证医疗设备的良好运行状态，急救物品随时处于备用状态。

第三节　新生儿病室工作制度

一、普通新生儿科

1. 新生儿科工作人员必须具有高度的责任感和耐心细致的工作态度，具有扎实的专业知识和熟练的抢救技术，密切观察患儿病情，发现异常及时处理并报告。
2. 为了保证患儿的安全，医护人员进入新生儿病室必须更换工作服、工作鞋、戴帽及口罩。接触新生儿前后均洗手，并经常保持手的清洁。非本科室人员未经许可禁止入内。

3. 科室工作人员每年进行一次传染病病原携带检查，阳性菌（毒）者应暂时调离直接接触婴儿的工作岗位，转阴后方可回原工作岗位。

4. 保持室内清洁，定时通风换气，保持室内温度 22～24 ℃，相对湿度 55%～65%。

5. 严格执行消毒隔离制度，新生儿病室内物品不得外借，器械、药品应固定专用。贵重仪器应有专人负责管理并有使用记录。

6. 母婴分离的婴儿实施按需哺乳，鼓励母亲亲自来院哺乳或提供母乳。指导家属正确采集母乳，收集母乳后标明床号、姓名、采集时间，储存于冰箱内。

7. 新生儿入院时，对其进行仔细的体格检查，测量体温，与家长核对患儿姓名、性别、腕带，做好入院宣教。

8. 新生儿出院时，应确认其家属身份，与家属当面核对患儿腕带标识，并向家属做好出院后的护理知识宣教，病床单元做好终末消毒。

9. 每月对新生儿病室的空气、物体表面、医护人员手、消毒液进行采样做细菌总数及沙门氏菌的监测。

10. 严格执行交接班制度，做好床旁交接。加强巡视并详细记录患儿病情变化，发现异常及时报告医生。

11. 严格执行爱婴医院"国际双十条"和医院母乳喂养措施，大力宣传和推行母乳喂养。

二、重症新生儿科

1. 同普通新生儿科工作制度。

2. NICU 护士对患儿实行 24 小时连续动态监测并详细记录其生命体征及病情变化。急救护理措施准确及时。

3. 危重症患儿护理措施到位，杜绝差错隐患，确保患儿安全。

4. NICU 仪器、设备应当指定专人负责管理、定期保养，使之处于完好备用状态，未经护士长允许不得外借或移出 NICU。

5. NICU 患儿外出检查须有医护人员全程陪同。备好抢救药物及用物，检查过程中需认真观察患儿病情变化。

第四节　新生儿病室医院感染管理制度

一、病室环境管理

新生儿病室应当保持空气清新与流通，每日通风不少于 2 次，每次 15～30 分钟。有条件者可使用空气净化设施、设备。新生儿病室空气消毒净化采用的层流系统是通过空气过滤、层流，以及维持室内正压状态来维持无菌环境的，空气洁净度级别可达 10 万级，层流病室不需要定期开窗通风。

1. 病室室温保持在 22～24℃，早产儿房间室温保持在 24～26℃，相对湿度在 55%～65%。

2. 新生儿病室床位数应当满足患儿医疗救治的需要，病床之间应保持一定的距离。无陪护病室每床净使用面积不少于 3 m²，床间距不小于 1 m，有陪护病室应当一患一房，净使用面积不低于 12 m²。

3. 应配备清洁和消毒设施，每个房间至少设置一套洗手设施，洗手设施应当为非手触式，每个床旁配有免洗手消毒液、擦手纸。

4. 走廊不得堆放任何物品，保持整齐。走廊空间便于人员活动，适合治疗及抢救需要。

5. 地面干燥、清洁、无污迹，定期对地板进行消毒，所有地板至少每天湿拖两次。病室、隔离室、配奶间、治疗室以及办公区域的拖把须分开使用，不得混用。

6. 墙壁无张贴物，无扯绳悬挂，无蜘蛛网，墙边及角落无污渍污垢，墙壁颜色最好温馨、充满童趣。

7. 椅子摆放整齐，并定期对椅套进行臭氧消毒。

8. 护士台整洁、无杂物，台面和电话机每天用 250 mg/L 含氯消毒液擦拭两遍。

9. 冰箱定期除霜、清理，保存物品有标记，使用中的药品有开封日期，不存放非低温保存药品及私人用品。每天用 250 mg/L 含氯消毒液擦拭冰箱两次。

10. 配奶间地面干燥、无污迹，放置牛奶的冰箱每天定时消毒两次，消毒后有记录，每班登记冰箱温度。进入配奶间必须严格进行手卫生，每次配奶时，要求穿好隔离衣，戴好口罩、手套，配奶间不允许闲杂人等随意进出。

11. 污洗间无死角，无异味，垃圾分类管理，标记清楚。

12. 卫生间无尿碱、粪迹，无异味，无死角，地面干燥。

二、人员管理

1. 进入工作区要换工作服、工作鞋、帽，洗手或手消毒。非本科室人员不得随意进入。

2. 工作人员定期进行咽拭子和手培养，发现带菌者及时治疗、休息或调离科室。

3. 在诊疗过程中应当实施标准预防，并严格执行手卫生规范和无菌操作技术。

4. 在接触患儿前后均应当认真实施手卫生，诊疗和护理操作应当以先早产儿后足月儿、先非感染性患儿后感染性患儿的原则进行。接触血液、体液、分泌物、排泄物等操作时应当戴手套，操作结束后应当立即脱掉手套并洗手。

三、消毒管理

1. 监护室、配奶间、治疗室均应用层流系统，24小时循环过滤消毒。

2. 非一次性奶具用品全部送至消毒供应中心高压灭菌消毒；隔离患儿奶瓶、奶头均为一次性，用后扔入黄色垃圾袋统一处理。

3. 新生儿病室内桌面、地面每天用250 mg/L含氯消毒液擦拭两次，发现有污染即刻消毒，每月随机抽查采样做细菌培养。

4. 新生儿病室清洁工具标记明确，分开清洗，悬挂晾干，使用后消毒。配奶间、隔离室、治疗室、污洗室等区域的清洁工具严格区分使用，不可混用，每天随机抽查采样做细菌培养。

5. 病室内电话机、桌面、病历牌、病历车用250 mg/L的含氯消毒液消毒，每日一次，有污染即刻消毒，每月随机抽查采样做细菌培养。

6. 过氧化氢溶液等皮肤外用药置于护理车内，建议每周至少更换两次。

7. 电子体温计最好一人一支，如果没有条件，需要共用时，须用碘伏消毒待干，再用75％酒精擦拭3分钟备用，感染科应每月对新生儿病室进行随机抽查采样做细菌培养。

8. 氧气湿化瓶为一次性用品，使用中的氧气湿化瓶须每天更换，备用不加水的氧气湿化瓶须每周更换；氧气软管为一次性用品，须每天更换。

9. 头罩使用后，用75%酒精反复擦拭3分钟后待干备用。

10. 球囊、面罩等抢救物品使用后统一送至消毒供应中心清洗、消毒，每抢救一个患儿完毕，全部物品都须进行终末消毒，备用。有条件的情况下可选用一次性球囊面罩，一人一套。

11. 雾化器为一人一器，使用前后均用流动水冲洗，使用后再用75%酒精棉球擦拭后备用。

12. 喉镜、持物钳用后先用酒精棉球擦去痰液、血渍等分泌物，再送去消毒供应中心清洗、消毒灭菌，单独包装备用。

13. 止血带一人一根，用后统一送去消毒供应中心清洗、消毒灭菌，单独包装备用。有条件可使用一次性止血带。

14. 治疗盘用250 mg/L的含氯消毒液擦拭，每天一次；如有污染即刻清洗、消毒。

15. 静疗车、基础护理车用250 mg/L含氯消毒液消毒，每天一次；如发现有污染即刻清洗、消毒。

16. 脏尿布必须袋装，严禁在病室内抛扔、乱放脏尿布，换下的尿布必须马上放入尿布桶，尿布桶每天清洗一次。

17. 患儿出院后，小床和床垫用250 mg/L含氯消毒液擦洗，不能使用消毒液消毒的床垫可用臭氧消毒一小时。

四、患儿管理

1. 根据疾病合理安排患儿，感染性与非感染性疾病患儿应分开放置。

2. 对特殊感染（炭疽、气性坏疽、破伤风、脘毒）或高度耐药菌的患儿须安排在隔离室。

五、医院感染监测

1. 新生儿病室应配合院感科开展新生儿医院感染环境卫生学监测和目标性监测。针对监测结果,应当进行分析并整改。存在严重医院感染隐患时,应当立即停止接收新患儿,并将在院患儿转出。

2. 发现医院感染散发病例应24小时内上报院感科,发现医院感染暴发流行应立即报告,并做好科室登记。

3. 开展必要的环境卫生学监测,每月对空气、物表、医务人员手、使用中的消毒剂进行细菌学监测,不合格应立即整改。

第五节 新生儿科仪器设备维护保养制度

1. 设立专职护士负责仪器设备的管理。

2. 设备仪器执行"四定"制度,即定数量、定位放置、定人负责、定期检查,使之处于完好备用状态。

3. 建立仪器设备维护登记本,记录仪器的名称、型号、数量及维修记录。每月检查并记录。

4. 加强各仪器设备的日常保养,减少机器故障,延长仪器使用寿命,保证所有仪器设备处于备用状态。

5. 建立各种仪器设备使用规范及流程,工作人员必须熟练掌握各仪器设备的操作规程,严禁违规操作。

第六节　新生儿病室配奶间的管理制度

1. 配奶间由专人负责管理，配奶间工作人员必须按照《中华人民共和国食品卫生法》相关规定，每年接受一次健康体检。凡是患有消化道、皮肤传染病及其他可能有碍食品卫生疾病的人员，不得参与配奶及喂奶工作。

2. 配奶间仅供配奶、存奶使用，不得占作他用。非工作人员不得进入，室内不得存放与配奶无关的杂物。配奶操作前，工作人员应该洗净双手，戴好口罩。

3. 配奶间所有奶具使用后必须清洗、晾干，经高压蒸汽灭菌后保存备用（一次性奶瓶除外）。

4. 冰箱内除储存代管母乳外，不得存放任何其他药品及杂物。存放的奶品必须标签清晰，分类放置。

5. 代管母乳要注明患儿的床号、姓名、采集时间、奶量。在冰箱的冷藏柜内（2～4℃）可存储72小时，冷冻柜（-18℃）内可储存3个月。HBsAg阴性和阳性的代管母乳必须分开放置、标记明确。

6. 配方奶现配现用，配方奶粉外包装应遮挡厂家标志，开启后注明开瓶时间及过期时间，干燥、阴凉处保存有效期为一个月。量勺应一用一丢弃。工作人员要定时清点冰箱内物品，杜绝过期及变质乳品。

7. 每日检查冰箱温湿度两次，保持冷藏室温度在2～4℃，并做好相关记录。

8. 保持室内清洁卫生，室内早晚通风两次，配奶间温湿度适宜，地面每日用清水湿拖两次。

9. 台面操作前后用消毒湿巾各擦拭一次。每天定时进行空气消毒。室内定期取样做细菌培养并有记录可查。

10. 随时保持冰箱清洁卫生，每日用清水清洁冰箱内部及表面一次，周一、周四用消毒液擦洗冰箱内部及表面一次，每周日用含氯消毒液浸泡所有使用中的母乳盒。

11. 配奶间的卫生工具要做到专物专用，使用后及时悬挂。

第七节　新生儿科传染病患儿隔离制度

一、隔离原则

1. 在标准预防的基础上，医院应根据疾病的传播途径（接触传播、飞沫传播、空气传播和其他途径传播），结合本科实际情况，制定相应的隔离与预防措施。

2. 一种疾病可能有多种传播途径时，应在标准预防的基础上，采取针对相应传播途径的隔离与预防措施。

3. 隔离病室应有隔离标志，并限制人员的出入。黄色标志代表空气传播的隔离，粉色标志代表飞沫传播的隔离，蓝色标志代表接触传播的隔离。

4. 传染病患儿或可疑传染病患儿应安置在单人隔离房间。

5. 受条件限制的医院，同种病原体感染的患儿可安置于一室。

二、隔离措施

1. 在进入隔离房间前后、接触患儿前后均需洗手。

2. 进入隔离病室，从事可能污染工作服的操作时，应穿隔离衣；离开病室前，脱下隔离衣，按要求悬挂，每天更换清洗与消毒或使用一次性隔离衣，用后按医疗废物管理要求进行处置。接触甲类传染病应按要求穿脱防护服，离开病室前，脱去防护服，防护服按医疗废物管理要求进行处置。

3. 进入确诊或可疑传染病患儿房间时，应戴帽子、口罩；进行可能产生喷溅的诊疗操作时，应戴防护目镜或防护面罩，穿防护服。

4. 接触隔离患儿的血液、体液、分泌物、排泄物时应戴手套；离开隔离病室前，接触污染物品后应摘除手套，洗手或手消毒。手上有伤口时应戴双层手套。

5. 严格进行空气消毒。

6. 应严格按照区域流程，在不同的区域穿戴不同的防护用品，离开时按要求摘脱，并正确处理使用后物品。

7. 防护用品使用的具体要求应遵循规定。医疗废物管理按要求进行处置。

8. 每日对物体表面用 500 mg/L 含氯消毒液清洁消毒 1～2 次，遇到污染时随时消毒。

9. 患儿出院或转院后，应对房间里所有物体表面以及空气进行终末消毒。

10. 无条件收治时，应尽快转送至有条件收治传染病的医疗机构，并注意转运过程中医务人员的防护。

第八节　新生儿抢救制度

1. 工作人员应以严肃认真的态度对待新生儿抢救工作，要有高度工作责任感。

2. 新生儿窒息复苏设备、器材及药品必须做到专人负责，固定放置，保持其性能良好，处于备用状态。

3. 新生儿窒息复苏抢救药品必须专人负责，固定放置，并注明药品的名称、规格、数量、有效期，有短缺及时补全。

4.医护人员应熟练掌握新生儿窒息复苏抢救操作规程，病室悬挂新生儿窒息复苏抢救流程图。

5.当患儿出现生命危险，医师未赶到现场前，护士应根据病情实施力所能及的抢救措施。

6.参加抢救人员必须随叫随到，全力配合，分工明确，紧密配合，听从指挥，坚守岗位，严格执行各项规章制度和抢救规程。

7.抢救过程中严密观察患儿病情变化，抢救期间，应有专人守护。

8.及时、正确执行医嘱，准确、及时记录用药剂量、方法及患儿状况。医师下达口头医嘱时，护士应当复述一遍，抢救结束后，所用药品的安瓿必须经两人核对记录后方可弃去，并提醒医师据实、及时补开医嘱。

9.对病情变化、抢救经过、各种用药等应详细、及时、准确记录，因抢救患儿未能及时书写病历的，有关人员应当在抢救结束后6小时内补记，并加以注明，仔细交接班。

10.抢救结束后，做好器械的清理、消毒工作，及时补充抢救车药品、物品，确保抢救仪器物品处于备用状态。

11.高危新生儿要执行随访制度。

第二章

新生儿护理工作流程

第一节 患儿身份识别流程

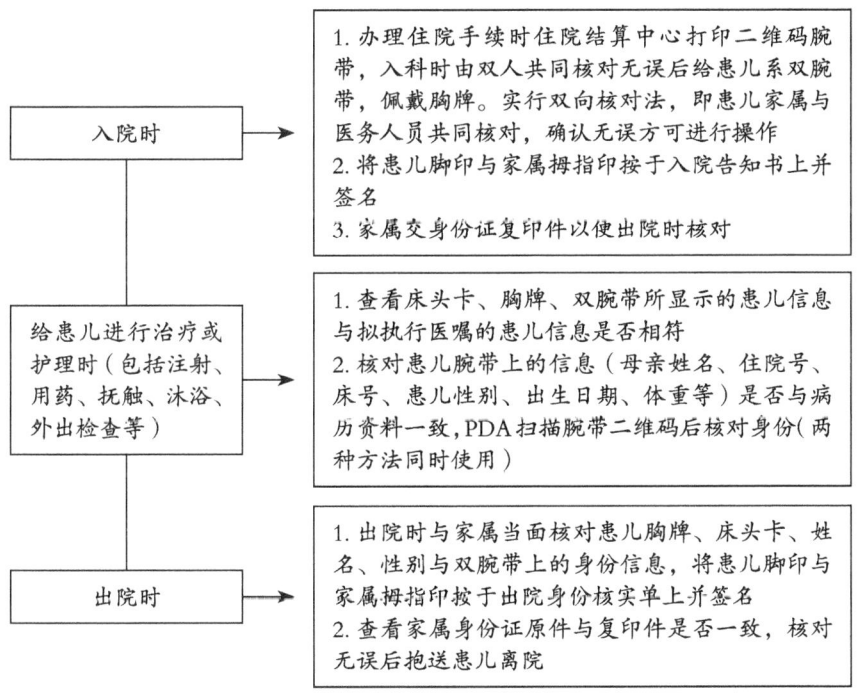

图 2-2-1 患儿身份识别流程图

第二节 处理医嘱流程

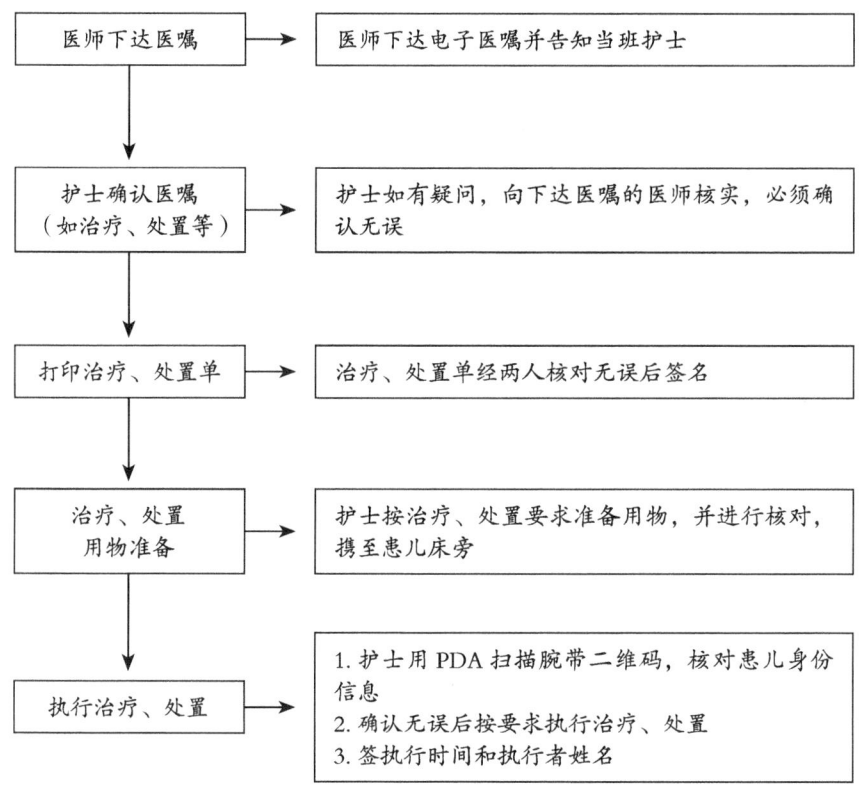

图 2-2-2 处理医嘱流程图

第三节 口头医嘱执行流程

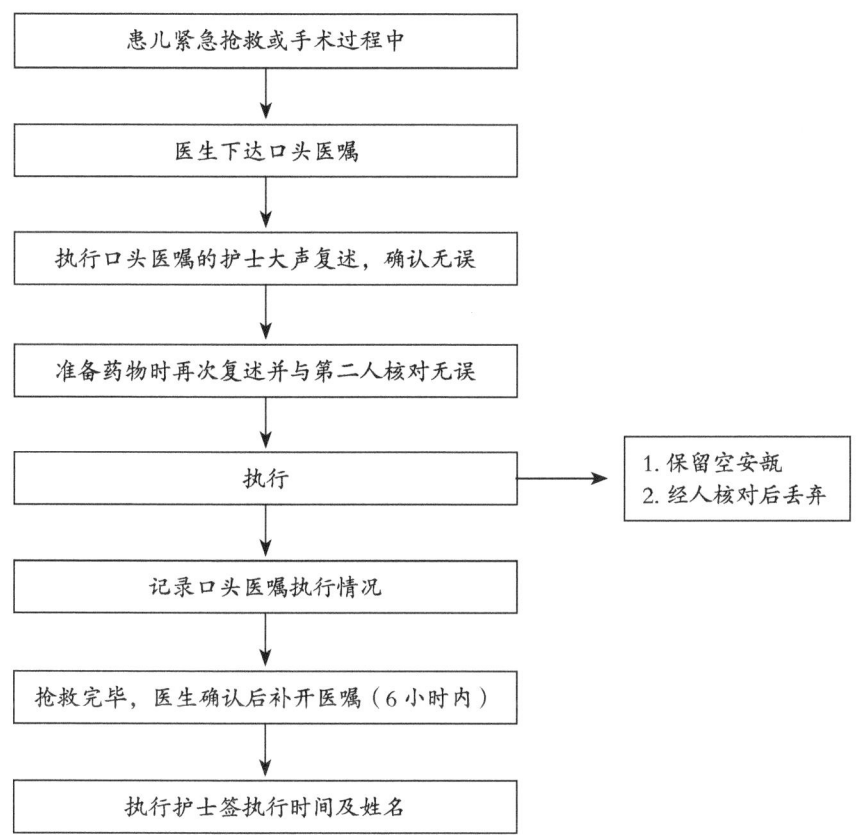

图 2-2-3 口头医嘱执行流程图

第四节 护理会诊流程

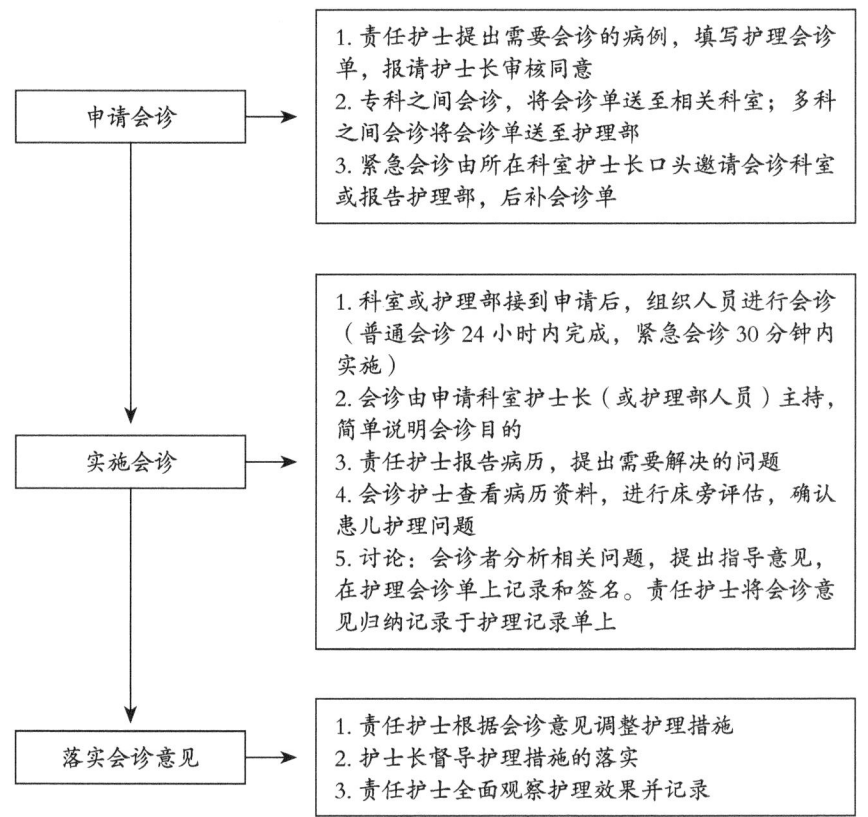

图 2-2-4 护理会诊流程图

第五节 护理不良事件报告流程

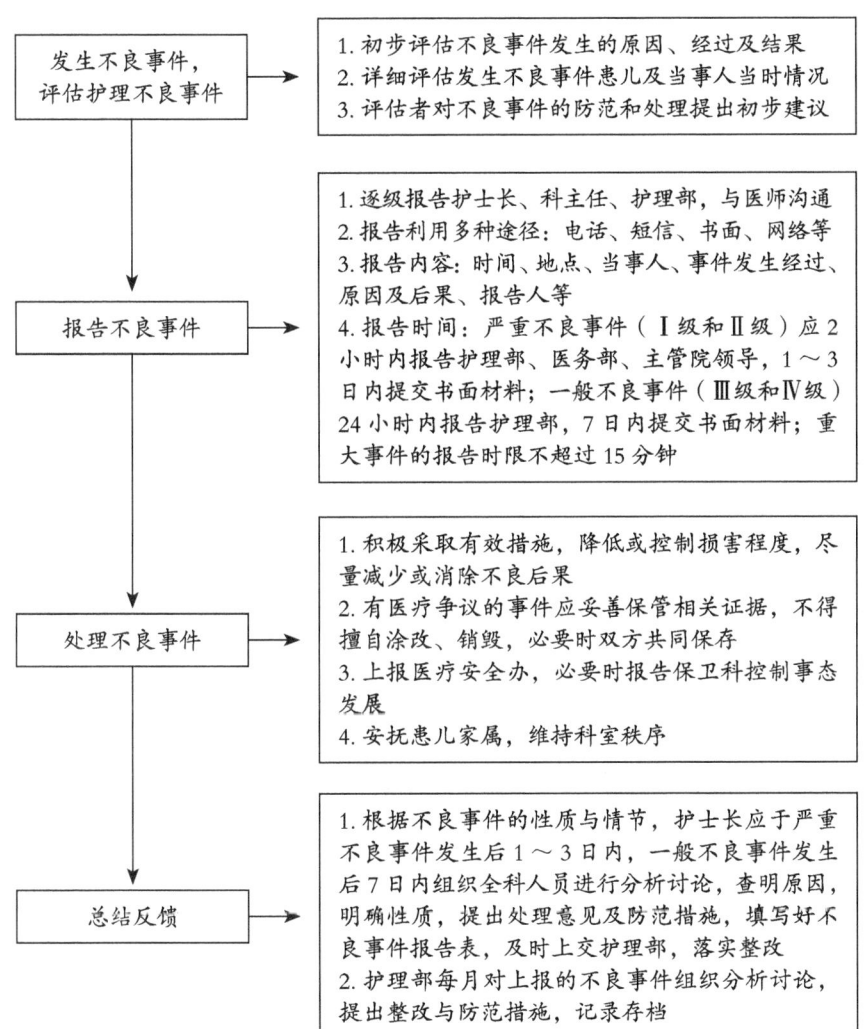

图 2-2-5 护理不良事件报告流程图

第三章

新生儿病室仪器设备使用与维护

新生儿病室是救治各类新生儿的诊疗场所,病室内仪器种类繁多,操作复杂。仪器设备的工作性能和工作状态是否良好,直接影响患儿的医疗、护理质量。为保障患儿安全,临床工作顺利进行,新生儿病室医务人员应熟练掌握所有仪器设备的使用与维护方法,减少仪器设备的损坏和丢失,使其处于良好备用状态。

第一节 新生儿暖箱

适应证

1. 需要进行裸体观察或医疗急救的新生儿。
2. 出生体重 < 2000 g 的低出生体重儿或早产儿。
3. 体温偏低或不升者,如新生儿硬肿症患儿等。
4. 需要保护性隔离者,如剥脱性皮炎患儿等。

▶ 操作流程

一、评估

1. 评估患儿体重、胎龄、日龄、基础体温等。

2. 评估暖箱周围环境温度、湿度。

3. 评估暖箱性能是否完好。

二、计划

1. 护士准备：操作者着装整洁、洗手。

2. 患儿准备：患儿全身裸露，穿尿不湿，修剪指甲。

3. 环境准备：室温保持在 24～26 ℃，湿度保持在 55%～65%，避开阳光直射及各种冷热风直吹。

4. 用物准备：消毒后备用的暖箱、温湿度表、灭菌注射用水、鸟巢、干净包被、遮光布、快速手消液，必要时准备手足保护套、水垫、人工皮等。

三、实施

1. 将暖箱内铺好包被，放入鸟巢，水槽内加入适量的灭菌注射用水。

2. 接通电源，打开暖箱开关，根据患儿体重、日龄、胎龄选择合适的温湿度，预热暖箱。如为新生儿硬肿病患儿，则按新生儿硬肿病复温原则调节箱温。

3. 入暖箱：暖箱达到预定温湿度后，核对患儿医嘱、腕带、床头卡。打开暖箱门，将患儿轻轻抱入暖箱。根据病情选择合适的体位（侧卧位、半卧位、俯卧位等），关闭暖箱门，罩上遮光布。如果使用肤温模式调控暖箱温度，还应将肤温探头固定于患儿剑突和肚脐之间的腹部区域，避开皮肤破损处。

4.出暖箱:核对医嘱、患儿腕带、床头卡。为患儿穿好衣服,包好包被,放入婴儿床。

5.关闭暖箱开关,切断电源,整理用物,行终末消毒处理。

四、评价

1.熟悉暖箱的使用方法。

2.操作熟练、迅速,避免患儿受凉。

3.确保患儿安全,体现人文关怀。

▶ 日常维护

1.使用中的暖箱应每天更换湿化水并清洁,暖箱外壁用一次性医用消毒湿巾或采用 500～1000 mg/L 含氯消毒剂擦拭消毒,内壁用清水擦拭。

2.使用时间达 1 周时需更换暖箱,定期进行细菌学监测。患儿出箱后行终末消毒处理,彻底拆卸暖箱各部件,用一次性医用消毒湿巾擦拭或采用 500～1000 mg/L 含氯消毒剂浸泡消毒。组装好暖箱后张贴已消毒的标识备用。

3.根据产品说明的时间要求更换过滤器,如果发现过滤器变色应立即更换。

4.暖箱在备用状态时应拔除电源,使用布罩防尘。

5.医务人员应掌握暖箱性能,严格按操作规程使用,定期检查、维修。

▶ 常见故障及处理

1.无法开机:检查电源线是否正确连接电源、插座和主机;电源插座是否断电。

2.显示屏无显示:检查电缆是否正确连接主机和显示屏。

3.箱内空气温度不升:检查暖箱空气温度设置是否过低;风扇是否损坏或变形;暖箱门是否关闭;治疗窗密封条是否连接正确。

4.箱内空气温度过高:检查暖箱空气温度设置是否过高;是否放在阳光直射处或受到附近加热装置的影响;空气进气口是否被尿不湿、纱布等障碍物堵塞;是否使用光疗设备。

5.湿度不升:检查暖箱空气出气口是否被尿不湿、纱布等障碍物堵塞;水槽中是否装有足量的湿化水;暖箱门是否关闭;治疗窗密封条是否连接正确。

6.湿度过高:检查相对湿度是否因雨季或其他原因而升高。

7.称重不准确:检查电缆是否放在称重板上;床垫平台上的仪器是否靠在暖箱内壁上。

8.暖箱的工作状态关系着患儿生命安全,当暖箱报警时,需及时处理。如出现不能处理的故障,应立即停止使用,将患儿转移至安全的保温环境,并通知工程师维修,待故障排除后再使用。

注意事项

1.适中温度的选择:适中温度(neutral temperature,NET)是指维持正常体温及皮肤温度最适宜的环境温度,在此温度下身体耗氧量最少,蒸发散热量最少,新陈代谢最低。

表2-3-1 不同出生体重早产儿适中温度分布

出生体重(kg)	35℃	34℃	33℃	32℃
≥1.0且<1.5	出生10天内	10天后	3周后	5周后
≥1.5且<2.0		出生10天内	10天后	4周后
≥2.0且<2.5		出生2天内	2天后	3周后
≥2.5			出生2天内	2天后

表 2-3-2　超低出生体重早产儿出生后不同日龄的暖箱温度和湿度

日龄（天）	温度（℃）	湿度（%）
1～10	35	100
11～20	34	90
21～30	33	80
31～40	32	70

2. 患儿入暖箱最初 2 小时，应每 30～60 分钟为其测量一次体温。待患儿体温稳定后，每班为其测量一次，保持其体温在 36.5～37.5℃，并记录箱温和患儿体温。

3. 使用肤温模式时应将肤温探头固定妥当，避免因肤温探头脱落，造成体温不升的假象，导致箱温调节失控。

4. 严禁骤然升高箱温，以免患儿因体温短时间内上升过快导致不良后果。

5. 打开暖箱门进行操作时需注意安全，操作后及时关闭，避免患儿坠落。

6. 暖箱应避免放置在阳光直射、有对流风的地方或取暖设备附近，以免影响箱内温度。所有操作应尽量集中进行，减少开门次数和时间。不要在暖箱旁大声说话，轻柔开、关治疗窗，避免外界声、光干扰。

7. 出暖箱条件：体重增长到 2000g 以上，室温 22～24℃时能维持正常体温，一般情况良好者可给予出暖箱；在暖箱中生活 1 个月以上，体重不到 2000g，但一般情况良好者可遵医嘱灵活掌握。

第二节 新生儿辐射保温台

适应证

1. 需要进行裸体观察的新生儿。
2. 室温下不能维持自身体温的新生儿。
3. 重症、手术前后等需密切观察病情变化、随时可能需要急救的患儿。

操作流程

一、评估

1. 评估患儿体重、胎龄、日龄、基础体温和生命体征等。
2. 评估辐射保温台周围环境温度、湿度。
3. 评估辐射保温台性能是否完好。

二、计划

1. 护士准备：操作者着装整洁、洗手。
2. 患儿准备：患儿全身裸露，穿尿不湿，修剪指甲。
3. 环境准备：室温保持在 24～26 ℃，湿度保持在 55%～65%，避开阳光直射及各种冷热风直吹。
4. 用物准备：消毒后备用的新生儿辐射保温台、鸟巢、干净包被、胶布或敷贴、保鲜膜、快速手消液，必要时准备手足保护套、水垫、人工皮、遮光眼罩等。

三、实施

1. 将辐射保温台铺好鸟巢、包被，接通电源，打开开关，选择预热模式将辐射保温台预热。

2. 入辐射保温台：预热完成后，核对医嘱、患儿腕带、床头卡，将患儿置于辐射保温台中央。选择肤温模式，根据患儿体重、日龄、胎龄选择合适的温度，并将皮肤温度传感器探头金属面固定于患儿剑突和肚脐之间的腹部区域，避开皮肤破损处。牢固放置四周挡板，必要时将保鲜膜覆盖于辐射保温台上方，防止对流散热。

3. 出辐射保温台：核对医嘱、患儿腕带、床头卡，为患儿穿好衣服，包好包被，放入婴儿床。

4. 关闭辐射保温台开关，切断电源，整理用物，行终末消毒处理。

四、评价

1. 熟悉辐射保温台的使用方法。
2. 操作熟练、迅速，避免患儿受凉。
3. 确保患儿安全，体现人文关怀。

▶ **日常维护**

1. 使用中的辐射保温台每天用一次性医用消毒湿巾或采用 500～1000 mg/L 含氯消毒剂擦拭消毒。

2. 为避免有机玻璃挡板出现银丝裂纹，不能使用酒精、丙酮或其他的有机溶液进行清洁，也不能让其处于紫外线的直接辐照之下。

3. 不得以拉扯导线的方式拔出皮肤温度传感器，不得弯折传感器的连接处，以免影响使用寿命。插入皮肤温度传感器时，传感器插头上的箭头标记须对准插座的位置。

4. 辐射箱中的反射罩是用来向床面反射红外辐射热量的一个重要部件，清洁时须防止损伤或划伤其表面，不得使其抛物线形状发生改变。

5. 加热器的使用寿命为 2000 小时，为确保红外辐照的效果，加热器超过使用寿命后，即使仍能正常工作，也必须予以更换。

6. 待加热器完全冷却后才能对辐射箱的外表面进行清洁处理。

7. 辐射保温台在备用状态时应拔除电源，使用布罩防尘。

8. 医务人员应掌握辐射保温台的性能，严格按操作规程使用，定期检查、维修。

常见故障及处理

1. 显示器无显示：检查电源开关是否开启。

2. 断电报警：检查是否停电；供电电源线是否连接；熔丝管是否损坏。

3. 传感器报警：检查皮肤温度传感器是否插入；皮肤温度传感器是否损坏或失准。

4. 偏差报警：检查环境温度是否波动过大，皮肤温度传感器是否从患儿身上脱落，患儿皮肤温度是否显著升高或降低。

5. 设置报警：检查皮肤温度传感器是否固定在患儿身上，温度控制模式是否选择适当。

6. 辐射保温台的工作状态关系着患儿生命安全，当其报警时，须及时处理。对于不能处理的故障，应立即停止使用，将患儿转移至安全的保温环境，并通知工程师维修，待故障排除后再使用。

注意事项

1. 不同出生体重的新生儿在使用辐射保温台的肤温模式时需要设置不同的温度（见表 2-3-3），且须注意监测体温并做好记录。

表 2-3-3　不同出生体重的新生儿辐射保温台温度设置

出生体重（kg）	辐射保温台设置温度（℃）
<1.0	37.0
1.0～1.5	36.8
1.5～2.0	36.6
2.0～2.5	36.4
>2.5	36.2

2.辐射保温台应避免放置在空气流通处，以免造成患儿失热过多。

3.患儿放在辐射保温台上时，应保证有机玻璃挡板全部关上，并锁紧脚轮，以防止患儿坠落或突然移动造成伤害。

4.调节辐射保温台挡位时，应做好安全防护，防止患儿摔伤，还要确保倾斜度合适、位置锁定。

5.为保障患儿的安全，建议使用肤温模式，并确保皮肤温度传感器探头金属面与患儿皮肤可靠接触，以免患儿过分地受热或急剧地失热，甚至烫伤或死亡。探头应保持干燥，防尿液渗湿，以免影响测温效果。若患儿为仰卧位，应将探头放置于腹部剑状软骨和肚脐之间，注意避开肝脏部位；若患儿为俯卧位，应将探头放置于患儿背部，最好是肾脏部位。至少每班更换一次探头位置，防止压伤。

6.当患儿处于休克或发热状态时，不得使用肤温模式。休克状态时，皮肤温度比正常温度要低，如果使用肤温模式的自动调节功能来控制，将会导致患儿体温过高；发热状态时，皮肤温度比正常温度要高，如果使用肤温模式的自动调节功能来控制，将会导致患儿体温过低。

7.辐射箱移开后，处于保温台上的患儿会因没有红外辐射热量的补充而急剧地失热，因此应尽量缩短辐射箱移开的时间。

8.禁止用手触摸辐射保温台的加热器及其防护罩，以免烫伤。

第三节 经皮胆红素测定仪

适应证

需要进行经皮胆红素监测的新生儿。

操作流程

一、评估

1. 评估患儿胎龄、日龄、测量部位皮肤情况、黄疸的范围及程度等。
2. 评估经皮胆红素测定仪电量是否充足，性能是否完好。

二、计划

1. 护士准备：操作者着装整洁、洗手。
2. 患儿准备：露出额部（额眉弓连线中点上1cm）和胸部（胸骨平第2肋间水平）皮肤，保证测量部位皮肤清洁无破损。
3. 环境准备：室温保持在24～26℃，湿度保持在55%～65%，避开阳光直射及各种冷热风直吹。
4. 用物准备：治疗车、治疗盘（治疗盘内放置经皮胆红素测定仪主机和校验色屏、酒精消毒棉片）、弯盘、快速手消液。

三、实施

1. 校准：轻按经皮胆红素测定仪主机面板上的"ON/Reset"键，液晶屏显示测定仪初始状态。将探头垂直放置于校验色屏上，轻轻按压，液晶屏显示为"0"或放置于黄色色屏上显示为"16.0±1.0"，表示仪器正常。

2.测量：用酒精消毒棉片轻轻擦拭探头前端，待干。轻按"Average"键进入"平均值测量界面"。将探头紧贴患儿额部或胸部，轻轻按压，测试头出现闪光，抬起仪器。如此反复三次，得出的平均值为患儿胆红素值。记录，必要时通知医生。

3.关闭：轻按"OFF/Del"键，经皮胆红素测定仪关闭，整理用物，行终末处理。

四、评价

1.熟悉经皮胆红素测定仪的使用方法。

2.掌握新生儿光疗和换血的指征。

3.操作熟练、迅速，避免患儿受凉，体现人文关怀。

▶ 日常维护

1.每天检测前应先用校验色屏校验经皮胆红素测定仪。

2.校验色屏表面若有污迹，可用干棉签清理，不得使用酒精等液体，以免色屏变色失去校验意义。

3.每次接触患儿前，均应用酒精消毒棉片擦拭消毒经皮胆红素测定仪探头。

4.使用中的经皮胆红素测定仪外壳应用一次性医用消毒湿巾或采用500～1000 mg/L含氯消毒剂擦拭消毒。

5.仪器内装有可充电锂电池,若长时间不使用,需1个月左右充电一次。若检测量＞400次/天，应每天充电。充电时，必须使用该仪器配备的专业充电器，以免仪器损坏。

6.备用仪器请放置于阴凉干燥处，不得在阳光下暴晒，尤其是校验色屏。

7.医务人员应掌握经皮胆红素测定仪的性能，严格按操作规程使用，定期检查、维修。

常见故障及处理

1. 开机后屏幕不显示或显示不正常：检查锂电池是否有电或电量过低；显示器接口是否故障。

2. 检测过程中出现异常：检查仪器周围是否有强干扰。

3. 按键无效：检查面板是否损坏、面板接口是否故障。

4. 测试电源不亮：检测光源是否损坏、光源接口是否故障。

5. 经皮胆红素测定仪的工作状态关系着经皮胆红素测定值的准确性，为避免延误患儿病情，当其出现故障时，需及时处理。对于不能处理的故障，应立即停止使用，并通知工程师维修，待故障排除后再使用。

注意事项

1. 测量时压力适中，以免造成患儿不适甚至皮损。

2. 无论是对患儿进行检测还是对校验色屏进行校准，都必须将经皮胆红素测定仪垂直于被检测部位，探头整个端面应紧贴皮肤外表或效验色屏，不得有间隙，否则检测结果无效。

3. 为了减少误差，光疗中的患儿应用遮光布遮盖测量部位，测量时关闭蓝光灯，在同一部位测 3～5 次，取其平均值。

4. 由于经皮胆红素浓度反应有滞后性，光疗后至少 4 小时才能使用经皮胆红素测定仪检测，换血后检测无效。

5. 由于受光疗及皮肤色素等影响，经皮胆红素测定仪有一定的误差，只能用于新生儿高胆红素血症的初步筛查。当患儿的胆红素水平 > 14 mg/dL 时不推荐使用经皮胆红素测定仪，血清胆红素测定才是临床诊断最可信赖的方法。

第四节　黄疸治疗仪

适应证

1. 各种原因（如溶血症、败血症、先天性胆红素代谢异常等）所致的新生儿高胆红素血症。

2. 早期出现黄疸并进展较快。

3. 用于换血前后的辅助治疗。

4. 用于高危儿出生后进行的预防性治疗。

禁忌证

1. 直接胆红素＞68.4 μmol/L。

2. 心肺或肝功能损害。

3. 胆汁淤积。

4. 频繁呕吐或腹泻。

5. 体温＞38.5 ℃。

6. 蓝光过敏。

操作流程

一、评估

1. 评估患儿体重、胎龄、日龄、胆红素值、皮肤情况等。

2. 评估黄疸治疗仪周围环境温度、湿度。

3. 评估黄疸治疗仪性能是否完好。

二、计划

1. 护士准备：操作者着装整洁、洗手。

2. 患儿准备：患儿全身裸露，穿着尿不湿，修剪患儿指甲。

3. 环境准备：室温保持在 24～26 ℃，湿度保持在 55%～65%，避免阳光直射及各种冷热风直吹。

4. 用物准备：消毒后备用的黄疸治疗仪、温湿度表、体温计、鸟巢、枕头、遮光布、快速手消液、手足保护套、大小合适的遮光眼罩、灭菌注射用水。

三、实施

1. 在黄疸治疗仪内放好鸟巢、枕头，水槽内加入适量的灭菌注射用水。

2. 接通电源，打开黄疸治疗仪开关，根据患儿体重、日龄、胎龄选择合适的温度，预热。

3. 入黄疸治疗仪：预热完成后，核对医嘱、患儿腕带、床头卡。打开箱门，将患儿轻轻抱入黄疸治疗仪。患儿全身裸露，佩戴遮光眼罩，除会阴部穿着大小合适的尿不湿予以保护外，尽可能多地暴露皮肤，注意保护男婴阴囊。患儿手脚用手足保护套包裹，以免其烦躁造成皮肤破损。关闭箱门，打开蓝光灯，罩上遮光布，记录开始治疗的时间。

4. 出黄疸治疗仪：核对医嘱、患儿腕带、床头卡，为患儿除去遮光眼罩，检查全身皮肤情况，尤其是眼部和会阴部。为患儿穿好衣服，包好包被，放入婴儿床，记录停止治疗的时间。

5. 关闭黄疸治疗仪开关，切断电源，整理用物，行终末消毒处理。

四、评价

1. 熟悉黄疸治疗仪的使用方法。

2. 掌握治疗时患儿的观察要点。

3. 操作熟练、迅速,确保患儿安全,体现人文关怀。

▶ 日常维护

1. 黄疸治疗仪应避免放置在阳光直射、有对流风的地方或取暖设备附近,以免影响箱内温度。

2. 使用中的黄疸治疗仪应每天更换湿化水并清洁,外壁用一次性医用消毒湿巾或采用500～1000 mg/L含氯消毒剂擦拭消毒,内壁用清水擦拭。

3. 为避免有机玻璃床板出现银丝裂纹,不能使用酒精、丙酮或其他的有机溶液进行清洁,也不能让其处于紫外线的直接辐照之下。

4. 所有操作应尽量集中进行,减少开关蓝光灯的次数。

5. 开黄疸治疗仪时应先开电源,再开蓝光灯;关黄疸治疗仪时应先关蓝光灯,再关电源。

6. 记录蓝光灯使用时间,为确保光照治疗的效果,蓝光灯管使用超过1000小时,LED使用超过5000小时,即使仍能正常工作,也必须更换。

7. 治疗结束后行终末消毒处理,彻底拆卸黄疸治疗仪各部件后,用一次性医用消毒湿巾或采用500～1000 mg/L含氯消毒剂擦拭消毒。组装好后张贴已消毒标识备用。

8. 黄疸治疗仪在备用状态时,应拔除电源,使用布罩防尘。

9. 医务人员应掌握黄疸治疗仪的性能,严格按操作规程使用,定期检查、维修。

常见故障及处理

1. 断电：检查电源线是否正确连接电源插座、电源插座是否断电。

2. 超温：检查排风口是否被遮挡、黄疸治疗仪周围环境温度是否合适。

3. 偏差：检查排风口是否被遮挡、箱门是否关闭。

4. 风机报警：风机不能正常工作属于机器故障，应及时通知工程师维修。

5. 黄疸治疗仪的工作状态关系着患儿生命安全，当其报警时，须及时处理。对于不能处理的故障，应立即停止使用，为患儿更换新的黄疸治疗仪，并通知工程师维修，待故障排除后再使用。

注意事项

1. 黄疸治疗仪的选择须根据患儿病情（如黄疸严重程度）选择合适的治疗仪。

（1）单面黄疸治疗仪：多用于不宜接受双面光疗的患儿，如睡于开放辐射保温台或暖箱中的患儿、需进行预防性光疗的极低出生体重儿等。对于一些胆红素水平较高但不宜接受双面光疗的患儿，除上方放置单面黄疸治疗仪外，还可在患儿两侧增加单面黄疸治疗仪，加强疗效。使用单面黄疸治疗仪的患儿应定时翻身，均匀接受光照以达到光疗效果。

（2）双面黄疸治疗仪：适用于胆红素水平高且能耐受有机玻璃床板者，因为患儿需裸露于有机玻璃床板上，由上下两排光源照射。

（3）光疗毯：适用于睡于小床且胆红素水平较低的患儿。

2. 黄疸治疗仪的副作用较多，应注意观察患儿情况，必要时遵医嘱停止治疗。

（1）发热：由蓝光灯发热、环境温度相对过高、光疗装置通风问题所致。

（2）腹泻：大便4~5次/天，其主要是光疗分解产物经肠道排出时，刺激肠壁引起肠蠕动增加所致。

（3）皮疹：常在患儿面部、下肢、躯干出现红斑或瘀点，可持续到光疗结束，消退后不留痕迹。

（4）青铜症：胆汁淤积性黄疸综合征患儿疗后可使皮肤、血清及尿呈青铜色。光疗结束后，青铜症可逐渐消退，但时间较长。

（5）DNA损伤：光能穿透薄的阴囊皮肤，在光疗期间需用尿不湿遮盖患儿外生殖器。

（6）视网膜损伤：强光线照射能够损伤视网膜，造成结膜充血、角膜溃疡等，光疗时应使用黑布或遮光眼罩保护患儿眼睛。

（7）其他：光疗期间，可引起血清核黄素浓度降低，早产儿可能发生低钙血症。

3. 光疗过程中应给予患儿心电监护，观察患儿精神反应、生命体征、皮肤完整性、大小便、四肢肌张力及黄疸进展程度并记录。如出现烦躁、嗜睡、高热、皮疹、呕吐、拒乳、腹泻及脱水等症状，应立即通知医生处理。

4. 光疗下的足月儿及近足月儿易哭吵、出汗，显性失水增加。光疗下的早产儿显性失水增加造成的体液平衡失调对其影响更大，因此需监测患儿尿量，必要时遵医嘱补液。有研究提出对于足月儿只需给予足够的奶量，不需要额外的静脉补液。

5. 患儿光疗时应监测体温，使其维持在 36.5～37.2 ℃，为减少误差，测量时需关闭蓝光灯。如体温高于 37.8 ℃ 或低于 35 ℃，应暂停光疗并对症处理。

6. 保持有机玻璃床板的透明度，如被患儿呕吐物、奶汁、大小便等污染，及时清洁，以免影响光疗效果。

7. 保持患儿全身皮肤清洁，不得在其皮肤上涂抹粉剂或油类，防止影响光疗效果甚至灼伤。

8. 对于黄疸较重的患儿，一般光疗时间较长，但通常不超过 4 天。

9. 以视觉来评估黄疸的程度是不可靠的，尤其是早产儿和正在接受光疗的患儿，应借助仪器或实验室检查监测胆红素值的变化。

10. 光疗期间，为避免医务人员出现头晕、恶心、视觉模糊等不适现象，其停留在光辐照区域的时间不宜超过 30 秒，若需长时间给患儿进行治疗、护理，建议暂时关闭蓝光灯。

11. 终止光疗的时机缺乏严格的标准，可用血清胆红素水平判断何时停止光疗，也须考虑开始光疗的日龄和高胆红素血症的病因。

第五节　无创呼吸机

适应证

对有自主呼吸能力的新生儿，凡是符合以下条件者，即可使用无创呼吸机进行无创通气。

1. 早产儿出生后不久，出现轻度呼吸窘迫，表现为呼吸增快、三凹征、呻吟、发绀或苍白、有明显的激惹现象，FiO_2 较低。

2. 呼吸窘迫，在头罩吸氧时 $FiO_2 > 30\%$。

3. 头罩吸氧时 $FiO_2 > 40\%$。

4. 近期拔除气管导管者，出现明显三凹征和/或呼吸窘迫。

5. 用于部分呼吸窘迫综合征患儿在应用肺表面活性物质后的辅助通气。

6. 早产儿呼吸暂停。

7. 患儿 $PaO_2 < 50\,mmHg$。

8.胸部 X 线表现为弥散性细颗粒阴影、多发性肺不张、支气管充气征、肺水肿、毛玻璃样改变和肺膨胀不全。

禁忌证

1. 对进行性呼吸衰竭不能维持氧合，$PaCO_2 > 60\,mmHg$，$pH < 7.25$。

2. 先天畸形：先天性疝气、气管食管瘘、后鼻孔梗阻、腭裂等。

3. 心血管系统不稳定（低血压和心功能不全）。

4. 呼吸驱动不稳定，如中枢性呼吸暂停。

操作流程

一、评估

1. 评估患儿病情及生命体征、意识状态、气道是否通畅。

2. 评估患儿胎龄、日龄、体重、头围、鼻部皮肤情况。

3. 评估无创呼吸机、其他设备是否完好。

二、计划

1. 护士准备：操作者着装整洁、洗手、戴口罩。

2. 患儿准备：患儿取舒适卧位，连接心电监护仪。

3. 环境准备：洁净、宽敞、空气流通。

4. 用物准备：遵医嘱选择相应的无创呼吸机、一次性呼吸机管路、正压发生器、适合患儿型号的鼻塞/鼻罩、头部固定帽、人工皮、吸痰管若干、橡胶手套、快速手消液、灭菌注射用水、网兜、呼吸机记录表、内装 $500 \sim 1000\,mg/L$ 含氯消毒液的小桶（必要时）。

三、实施

1. 携物至床旁，核对医嘱、患儿腕带、床头卡。

2. 连接仪器：将无创呼吸机推至患儿床旁合适位置，连接气源、电源，连接一次性呼吸机管路，湿化器中注入灭菌注射用水。

3. 调节参数：打开湿化器，长按无创呼吸机开关键至亮绿灯进行开机系统自动自检，自检通过后通知医生调整无创呼吸机模式和参数。

4. 保护皮肤：修剪合适大小的人工皮贴于患儿鼻部受压部位。

5. 固定管路：为患儿戴上头部固定帽（正面过前额、背面包裹后脑、侧面过耳垂、左右对称、松紧适宜），将鼻塞/鼻罩安装于正压发生器上，插入患儿鼻部或固定于鼻部周围，用头部固定帽妥善固定正压发生器。

6. 开始通气：将正压发生器与呼吸机管路相连，将腹部呼吸传感器贴于患儿剑突和肚脐之间的腹部区域，避开皮肤破损处。点击主机屏幕上的"开始通气"，无创呼吸机开始工作。观察患儿呼吸及胸廓动度，判断无创呼吸机运行是否有效，记录无创呼吸机使用时间及参数。

7. 整理用物，行终末消毒处理。观察患儿活动及配合情况，必要时适当约束或镇静。

四、评价

1. 熟练、简洁地实施护理操作，显示良好的临床知识、判断能力和技术，合理使用设备和资源。

2. 确保患儿安全，尊重患儿，体现人文关怀。

3. 患儿发生病情变化时，能及时有效地配合医生抢救。

日常维护

1. 使用中的无创呼吸机应每天用一次性医用消毒湿巾或采用 500～1000 mg/L 含氯消毒剂擦拭消毒，并每天更换湿化水。每 7 天更换一次呼吸机管路，如有污染随时更换。

2. 避免用二甲苯、丙酮等溶剂清洁消毒呼吸机，以免造成外壳破损。

3. 鼻塞/鼻罩专人专用，定期检查是否有分泌物累积，避免阻塞，如有污染随时更换。

4. 空气气源积水杯用于过滤空气气源中的水汽，位于无创呼吸机左后侧，须定期检查并清空积水。

5. 氧传感器是电气化学设备，氧气通过膜片透入电池，使金属电极氧化，氧化作用产生与电极传感表面氧分压成正比的电流。金属电极在氧化过程中会逐渐消耗，因此为确保氧浓度的监测精度，需定期对氧传感器进行测试、校准，每 12 个月更换一次。

6. 呼吸机使用完毕后，请先关机，再断开气源和关闭电源开关。

7. 呼吸机长期不用时，应每 3 个月充电一次，每次须在开机或待机状态下连续充电至少 6 小时，以免内置电池自动放电而报废。

8. 无创呼吸机在备用状态时，应拔除电源，使用布罩防尘。

9. 医务人员应掌握无创呼吸机的性能，严格按操作规程使用，并定期对其进行检查、维修。

常见故障及处理

1. 空气/氧气供应压力不足：检查空气/氧气气源压力是否供应充足；气源压力是否在 280～600 kPa 范围内。

2. 空气/氧气流量阀故障：检查空气/氧气流量阀是否连接或者控制

故障。

3.空气/氧气流量传感器故障：检查传感器是否连接或者出现通信故障。

4.校准氧传感器：检查是否为氧浓度监测值误差较大或校准数据丢失。

5.校准空气/氧气流量阀：检查是否为空气/氧气流量阀未校准或校准数据丢失。

6.患儿端泄漏：检查呼吸机管路是否正确连接；鼻塞/鼻罩是否脱落。

7.压力控制异常：压力长时间>25 cmH$_2$O，且不能正常泄压，需联系工程师维修。

8.如操作前自检未通过，切勿使用呼吸机。

9.无创呼吸机的工作状态关系着患儿生命安全，如发生故障或报警不能排除，应更换呼吸机，待故障解除、试机正常后再使用。

▶ 注意事项

1.由于新生儿皮肤娇嫩，使用无创呼吸机的患儿鼻塞/鼻罩固定不当则容易导致鼻损伤。在使用无创呼吸机过程中，应根据患儿体重、头围、鼻孔大小选择合适的鼻塞/鼻罩和头部固定帽。定时放松鼻塞/鼻罩或者两者交替使用。

2.在使用无创呼吸机过程中，患儿容易吞咽空气引起腹胀，严重者可影响呼吸。可遵医嘱留置胃管排气，定时抽出残留空气，必要时可保持胃管持续开放。

3.呼吸机管路连接正确，无漏气、折叠等。

4.在固定正压发生器和鼻塞/鼻罩时，正压发生器不要与呼吸机管路连接，防止过重或调整位置不当给患儿造成伤害。

5. 选择正确的加温湿化模式，湿化罐及时添加灭菌注射用水。

6. 保持患儿气道通畅，及时清理分泌物。

7. 无创呼吸机使用过程中密切观察患儿生命体征、血气分析结果等，如有异常立即报告医生并配合抢救。

8. 使用经鼻高流量氧疗模式需使用专用高流量氧疗管，且氧疗管与患儿非密封连接。

9. 根据患儿病情需要选择合适的无创呼吸机，要求操作人员熟练掌握各呼吸机的性能和操作方法。

第六节　有创呼吸机

适应证

适用于任何原因所致的呼吸衰竭，在临床中需根据患儿各方面的情况综合判断。

1. 频繁呼吸暂停。

2. 新生儿呼吸窘迫综合征。

3. 新生儿持续性胎儿循环。

4. 胎粪吸入综合征。

5. 先天性膈疝。

6. 使用无创呼吸机不能维持者。

禁忌证

在出现致命性通气和氧合障碍时，无绝对禁忌证。但对一些特殊患儿（如气胸及纵隔气肿未行引流、肺大疱和肺囊肿、低血容量性休克未补充血容量、严重肺出血、气管食管瘘等），使用机械通气可能使其病情加重，因此应在积极处理原发病的同时，不失时机地应用有创呼吸机。

操作流程

一、评估

1. 评估患儿病情及生命体征、意识状态、气道是否通畅。
2. 评估有创呼吸机、设备带是否完好。

二、计划

1. 护士准备：操作者着装整洁、洗手、戴口罩。
2. 患儿准备：患儿取舒适卧位，连接心电监护仪。
3. 环境准备：洁净、宽敞、空气流通。
4. 用物准备：遵医嘱选择相应的有创呼吸机、一次性呼吸机管路、插管车（内配适合患儿型号的气管导管、胶布、新生儿喉镜、剪刀、无菌手套、简易呼吸器、面罩、吸痰管若干）、模肺、听诊器、快速手消液、灭菌注射用水、网兜、内装 500～1000 mg/L 含氯消毒液的小桶、呼吸机记录表。

三、实施

1. 携物至床旁，核对医嘱、患儿腕带、床头卡。
2. 连接仪器：将有创呼吸机推至患儿床旁合适位置，连接气源、电源，打开电源开关，完成使用前检查。连接一次性呼吸机管路，湿化器中注入灭菌注射用水，打开湿化器。
3. 调节参数：连接模肺，启动有创呼吸机，通知医生调整有创呼吸机模式和参数。

4.连接气管导管：医生建立人工气道，选择合适的深度（听诊双肺呼吸音对称、视诊胸廓起伏一致），并固定好后，将有创呼吸机管路接头与患儿气管导管紧密连接。

5.观察患儿呼吸及活动度，判断有创呼吸机运行是否有效，记录有创呼吸机使用时间及参数。

6.整理用物，行终末消毒处理。观察患儿活动及配合情况，必要时适当约束或镇静。

四、评价

1.熟练、简洁地实施护理操作，显示良好的临床知识、判断能力和技术，合理使用设备和资源。

2.确保患儿安全，尊重患儿，体现人文关怀。

3.患儿发生病情变化时，能及时有效地配合医生抢救。

▶ 日常维护

1.使用中的有创呼吸机应每天用一次性医用消毒湿巾或采用500～1000 mg/L含氯消毒剂毛巾擦拭消毒，并每天更换湿化水。每7天更换一次呼吸机管路，如有污染随时更换。呼吸机产生的冷凝水及时倾倒至含有500～1000 mg/L含氯消毒剂的小桶内。

2.避免用二甲苯、丙酮等溶剂清洁消毒呼吸机，以免造成外壳破损。

3.氧传感器是电气化学设备，氧气通过膜片透入电池，使金属电极氧化，氧化作用产生与电极传感表面氧分压成正比的电流。金属电极在氧化过程中会逐渐消耗，因此为确保氧浓度的监测精度，需定期对氧传感器进行测试、校准，并每12个月更换一次。

4.呼吸机使用完毕后，请先断开与患儿的连接，再停止通气，最后关闭呼吸机电源开关。

5. 呼吸机长期不用时，应每3个月充电一次，以免内置电池自动放电而报废。

6. 有创呼吸机在备用状态时，应拔除电源，使用布罩防尘。

7. 至少每年或在每运行1000小时后由工程师进行全面检修及消耗品更换。

8. 医务人员应掌握有创呼吸机的性能，严格按操作规程使用。

常见故障及处理

1. 气源报警：检查氧气管、压缩空气管有无弯折或受压、气源接口是否漏气；中心供氧压力是否较低；空氧混合器是否漏气；压缩机的过滤网是否堵塞。

2. 气道压力高压报警：检查积水杯的水是否未及时倾倒，反流至呼吸机管路；是否因雾化吸入引起过滤器药物积聚；呼气活瓣是否堵塞或闭合；湿化罐水位是否过高；是否因长时间未吸痰，气道内分泌物黏稠不易吸出。

3. 呼出潮气量低于吸入潮气量：检查呼吸机管路与患儿气管导管是否脱离；呼吸机管路、气管导管或者胸腔导管是否漏气。

4. 氧浓度报警：检查氧电池是否耗尽，空氧混合器是否不准，呼吸机管路是否漏气。

5. 窒息报警：检查呼吸机管路是否漏气或连接处脱开，在辅助方式机械通气时，患儿是否无力触发、潮气量过低或呼吸频率过慢。

6. 有创呼吸机出现报警时需及时处理，如发生故障或报警未能排除，应断开呼吸机，给予简易呼吸器手动通气，待故障解除，试机正常后再连接。

注意事项

1. 每次将有创呼吸机与患儿连接之前，必须执行使用前检查。

2. 气管导管选择正确，呼吸机管路连接正确，无漏气、折叠等。

3. 选择正确的加温湿化模式，湿化罐及时添加灭菌注射用水。

4. 及时清理呼吸机管路和积水杯里的冷凝水，防止反流入气道，积水杯应置于呼吸机管路最低水平。

5. 注意无菌操作，预防医院感染及呼吸机相关性肺炎。

6. 有创呼吸机使用过程中密切观察患儿生命体征、血气分析结果等，如有异常立即报告医生并配合抢救。

7. 根据患儿病情需要选择合适的有创呼吸机，要求操作人员熟练掌握各呼吸机的性能和操作方法。

8. 做好撤机评估，积极创造撤机条件，避免患儿产生呼吸机依赖。尽量避免有创通气，提倡无创通气。

第七节 一氧化氮吸入治疗仪

适应证

1. 新生儿低氧性呼吸衰竭。

2. 新生儿持续性肺动脉高压。

3. 急性呼吸窘迫综合征。

4. 胎粪吸入性肺炎。

5. 支气管肺发育不良。

6. 复杂先天性心脏病合并肺动脉高压。

操作流程

一、评估

1. 评估患儿体重、胎龄、日龄和病史等。
2. 评估患儿生命体征、血小板、凝血功能、呼吸机参数。
3. 评估一氧化氮吸入治疗仪性能是否完好。

二、计划

1. 护士准备：操作者着装整洁、洗手。
2. 患儿准备：有创呼吸机治疗。
3. 环境准备：室温 24～26 ℃，湿度 55%～65%，注意通风。
4. 用物准备：一氧化氮吸入治疗仪、一氧化氮气瓶。
5. 保证气源压力充足、无漏气。

三、实施

1. 使用前检查气路连接是否正确。将一氧化氮监测传感器连接于呼吸机患儿吸气回路。将监测出气口管路放置于室外。
2. 先打开瓶阀，再打开减压阀，将肥皂水涂在气路连接处，检测密闭性。在治疗过程中保证一氧化氮钢瓶标气输出压力在 0.2～0.4 MPa，一般要求 0.3 MPa。
3. 接通电源，打开开关，预热 5 分钟。预热完毕后自动清零 3 分钟。
4. 遵医嘱设置吸入一氧化氮标气浓度、一氧化氮治疗浓度、总治疗时间及与呼吸机对应的潮气量、呼吸频率和吸呼比。按"完成"键，设备自动检测参数设置是否合理，如不合理应重新设置。
5. 确认参数无误，按"治疗"键开始治疗。治疗仪开始输送一氧化氮标气，达到稳定治疗的时间为10分钟。

6.一旦混合后的一氧化氮实际治疗浓度高于或低于设置浓度，设备报警。

7.如果一氧化氮监测值与设置浓度值有偏差，可以通过"调大""调小"键微调一氧化氮标气输出流量，使监测浓度和设置浓度基本保持一致。

8.当患儿病情好转时，可根据患儿氧合情况、呼吸支持进行综合评估，逐步下调一氧化氮浓度。

9.关闭一氧化氮标气瓶阀，等待减压阀的高压表和低压表显示归零，关闭减压阀，再让设备继续运行15分钟，直到一氧化氮监测值接近0，关闭电源。

四、评价

1.熟悉一氧化氮吸入治疗仪的使用方法。

2.操作熟练、正确连接管路并设置参数。

3.确保患儿安全，体现人文关怀。

日常维护

1.一氧化氮钢瓶标气输出压力保持在0.2～0.4 MPa范围内。治疗完毕后，继续通入空气，排尽气路中的一氧化氮气体，防止一氧化氮对气路中器件造成损害。

2.一氧化氮传感器、滤清器和信号处理板上的电池使用寿命为2年，须定期检修、更换。一氧化氮传感器随着使用时间的增长输出信号会有所衰减，所以为了保证监测的准确性，要求每半年标定一次。

3.长期贮存时，将治疗仪的进气口和出气口密封，安放于干燥清洁的地方，避免进入灰尘和水分。每个月通电一次，检查治疗仪工作是否正常。

注意：通电前必须打开密封的进气口和出气口，通电检查完毕，关闭电源后再将出气口和进气口密封。

4.发生不可预见性的故障或停电时，应立即关闭一氧化氮气瓶瓶阀和电源开关。排除故障后确认治疗仪正常方可继续使用。

5.在设备使用时远离高频设备和高磁场的设备，避免干扰。

常见故障及处理

1.打开电源开关后，液晶显示器无显示，治疗仪无任何反应，检查电源插头、更换保险丝、检查开关电源输出是否短路。

2.显示屏亮，但无字符或图形显示，检查内部接插件。

3.取样流量低，反应慢，检查取样气路，更换抽气泵。

4.在参数设置界面，按键无效，检查面板接头。

5.一氧化氮监测异常，与设备服务中心联系。

6.一氧化氮监测结果偏低，送回制造厂重新校准或更换一氧化氮传感器、更换电池。

注意事项

1.使用前确保管路连接正确，区分瓶阀、减压阀的开关方向。正确设置参数，保证各接头连接紧密。

2.在患儿吸入一氧化氮约3分钟后，监测肺动脉压及动脉血气。在一氧化氮吸入期间应严密进行患儿心率、心律、呼吸、动脉血压、血氧饱和度的动态监测。一氧化氮吸入后每隔30分钟监测及记录一次一氧化氮、二氧化氮浓度、心率、血压、血氧饱和度、呼吸机参数，根据血氧饱和度、血气分析结果及患儿病情及时调整呼吸机参数。

3.检查、记录一氧化氮气瓶量表上的读数，监测气瓶的剩余气量，计划更换气瓶的最佳时间。

4. 由于一氧化氮吸入时半衰期极短，仅数秒钟，所以使用时应保证持续吸入。整个管路保持密闭状态，连接好密闭式吸痰管，防止一氧化氮外泄。如采用开放式吸痰法，为避免较长时间中断辅助呼吸，应尽量缩短吸痰时间，尤其是使用早期，患儿对一氧化氮及呼吸机较依赖。

5. 及时发现潜在并发症。一氧化氮与氧接触后会快速生成毒性很强的二氧化氮，二氧化氮超过一定浓度便可引发患儿严重的急性肺水肿。此外，需定期监测血液高铁血红蛋白浓度、血小板计数。对有出血倾向的患儿不主张用一氧化氮吸入治疗仪。

第八节 经皮氧/二氧化碳分压监测仪

适应证

新生儿住院期间可使用血气分析仪来监测血液中的 $PaO_2/PetCO_2$，有以下指征的患儿需使用经皮氧/二氧化碳分压监测仪。

1. 由于疾病、治疗等原因需要反复监测血气的患儿。

2. 指导心肺复苏 $PetCO_2$，指数随心指数（cardiac index, CI）下降而降低；当 CI 降到 $2\,L/(min \cdot m^2)$ 前，$PetCO_2$ 随 PaO_2 变化而变化。此后，$PetCO_2$ 随血流量变化而变化。复苏中，若血压正常，$PetCO_2$ 降低，则提示血容量不足。

3. 诊断肺栓塞时，以 $PetCO_2$ 值的下降为指标比 SpO_2 更敏感。

4. 可用于判断远端肢体存活的可能性；评价周围血管疾病的程度和周围血管移植的效果；判断游离皮囊是否成活。

▶ 操作流程

一、评估

1. 评估患儿面色、呼吸状况、经皮血氧饱和度等。

2. 评估仪器性能是否完好。

二、计划

1. 护士准备：操作者着装整洁、洗手。

2. 患儿准备：皮肤清洁干燥。

3. 环境准备：室温 24～26 ℃，湿度 55%～65%，避开阳光直射及各种冷热风直吹。

4. 用物准备：经皮氧/二氧化碳分压监测仪。

5. 连续三次定标，仪器屏幕显示准备状态。

三、实施

1. 定标：按下"定标键"，机器自检。

2. 选择监测部位：选择毛细血管分布均匀的部位，避开骨骼和瘢痕，体表无创伤或过多毛发，皮下无大静脉处，避开严重水肿部位。

3. 清洁待测部位：用酒精处理皮肤，待干。

4. 安装电极：①取出一个固定环，撕下保护膜。②用一个手指拿住固定环的中央，贴在清洁干燥的监测部位，用手指环绕固定周围按压一圈，使贴环与皮肤之间完全密封（注意：用力按压，避免漏气）。③在固定环小孔中央滴入 2～3 滴接触液。④从定标舱中取下电极头，放入固定环，使电极头上箭头与固定环上标记一致，然后顺时针旋转 90° 旋紧，使其牢固固定在固定环上，一般测量 1～2 小时。

5. 取走电极：①逆时针旋转90°，从固定环中取出电极。②从固定环突起处着手，揭掉固定环。③用酒精棉签小心擦拭电极头表面。④把电极头放回定标舱。

四、评价

1. 熟悉仪器的使用方法。

2. 操作熟练、迅速，避免患儿受凉。

3. 确保患儿安全，体现人文关怀。

日常维护

1. 每周更换电极膜，具体步骤如下：①把准备更换的新电极膜（有膜一面向上）放在坚实的桌面上。②剥下电极上的两个黑色胶圈，两层旧膜。③用灭菌注射用水清洁电极表面。④用滤纸折出尖角，仔细清理电极表面的凹槽。⑤用附赠滤纸（或擦手纸）擦干。⑥滴2～3滴电解液在电极表面，无气泡，翻转电极，液面向下。⑦把挂着液珠的电极对准新电极膜的孔洞，放进去。⑧一次性用力按压到底。⑨用滤纸（或擦手纸）轻轻吸干多余液体。⑩把电极放回定标舱。

2. 每月保养内容包括：

（1）清洁外壳：用一次性医用消毒湿巾或1∶80的84消毒液擦拭消毒，禁硬物刮擦、禁腐蚀性液体。

（2）清洁触摸屏：用柔软的无纺布轻轻擦拭触摸屏，避免划伤。

（3）消毒：以纸巾沾湿酒精擦拭外壳和触摸屏。

常见故障及处理

1. 无法开机：多与未连接电源、电源开关未打开、电池电量低、保险丝损坏或机器损坏有关。检查电源开关是否打开，有无接通电源；联系相关人员进行维修，排查保险丝或机器是否损坏。

2.定标错误：常见以下四种情况。

（1）气流量超范围：由模块故障引起，报修更换模块。

（2）定标舱漏气：由定标舱垫圈密封不严密或电极放置错误引起，评估后根据情况按压、更换垫圈或重新放置电极。

（3）定标舱中检测不到电极或舱拉杆失灵，须检测电极放置的正确性，并重新放置，必要时清理或更换定标舱。

（4）电极灵敏度错误：须重新更换电极膜或电极。

3.非病情原因检测结果偏移：多与电极安放错误、固定环安放错误、检测部位选取不当、电极膜损坏有关。遇上述情况，可重新连接电极、粘贴固定环、更换检测部位，如重新操作后数值仍存在偏移，可更换电极膜进行排查。

▶ 注意事项

护理人员对于测量部位的选择将直接影响患儿 PaO_2/$PetCO_2$ 监测结果。理想的测量部位是毛细血管均匀的部位，一般不建议放置在表浅大静脉、皮肤损伤或有体毛处。此外，严重的水肿可导致不可靠的测量结果。新生儿可选择的测量部位有胸部、背部、臀部、大腿内侧、颈部侧面等。

第九节　亚低温治疗仪

▶ 适应证

1.胎龄≥36周和出生体重≥2500g，并且同时存在下列情况：①有胎儿宫内窘迫的证据。②有新生儿窒息的证据。③有新生儿缺氧缺血性脑病或动态脑电图显示脑功能监测异常的证据。

2. 胎儿宫内窘迫的证据至少包括以下一项：①急性围生期事件，如胎盘早剥、脐带脱垂、严重胎心异常变异或迟发减速。②脐带血 pH ＜ 7.0 或碱剩余 ＞ 16 mmol/L。

3. 新生儿窒息的证据满足以下三项中的任意一项：① 5 分钟时 Apgar 评分 ＜ 5 分。②脐带血或生后 1 小时内动脉血气分析 pH ＜ 7.0 或碱剩余 ＞ 16 mmol/L。③需正压通气至少 10 分钟。

操作流程

一、评估

1. 评估患儿病情、体重、胎龄、日龄、基础体温、全身皮肤情况、有无禁忌证等。

2. 评估亚低温治疗仪性能是否完好。

二、计划

1. 护士准备：操作者着装整洁、洗手。

2. 患儿准备：尽量裸露，去除一切可能的加温设备。

3. 环境准备：光线明亮，安静、宽敞。

4. 用物准备：亚低温治疗仪、冰帽、冰毯、灭菌注射用水、新生儿辐射保温台或新生儿暖箱、人工皮、自制水枕、毛巾。

三、实施

1. 将患儿安置在新生儿辐射保温台上或新生儿暖箱内，平卧，关闭电源开关。

2. 将患儿头部头发剃干净并在容易受压部位贴上人工皮，保护患儿头部皮肤，将自制水枕垫于患儿身下。连接监护仪，监测患儿生命体征。

3. 将亚低温治疗仪放置在新生儿辐射保温台或新生儿暖箱一侧，并锁住前轮。

4. 检查水位，水位不足时加水：在主机顶部揭开盖子找到加水口，加灭菌注射用水至显示屏要求水位（500mL 灭菌注射用水 10~12 瓶）。

5. 选择适合患儿的冰帽/冰毯，将毯连接口正确连接，打开电源开关，自动完成设备自检。注意管道是否通畅、有无漏水，检查有无反折。

6. 将柔软毛巾垫于患儿头部或身下，用冰帽/冰毯包裹患儿头部或全身。

7. 将中心传感器（直肠或腋下）和体表传感器安置在患儿身上。通过菜单选定系统模式（控温或冷却）。

8. 开始诱导亚低温治疗，1~2 小时达到亚低温治疗的目标温度（直肠温度 33.5~34℃）。

9. 达到目标温度后转为维持治疗 72 小时。连续监测皮肤、直肠温度。每 2 小时变动体位一次。经常巡回观察（20 分钟一次），做好各项实时监测记录（1 小时一次）。

10. 复温：①自然复温法：关闭亚低温治疗按钮，关闭新生儿辐射保温台电源或新生儿暖箱电源，逐渐开始复温。若体温不能自然恢复，可调节室温，加盖包被。②人工复温法：设定直肠温度为每 2 小时升高 0.5℃，直至温度升至 36.5℃。

四、评价

1. 亚低温治疗效果及有无并发症发生。
2. 操作熟练、迅速，避免意外伤害的发生。

3.确保患儿安全,体现人文关怀。

日常维护

1.使用中的亚低温治疗仪应每天清洁消毒,可用一次性医用消毒湿巾擦拭消毒。使用完毕,行终末消毒处理,彻底拆卸亚低温治疗仪各部件,主机和管道表面用一次性医用消毒湿巾擦拭,用干净毛巾擦干;毯子可用洗涤剂清洗,再用消毒液消毒,清洗后置于阴凉处自然晾干。传感器及其他附件可用毛巾蘸肥皂水或用纱布蘸酒精擦洗。传感器可用蒸汽进行消毒,不能在高压容器中消毒,也不能放入消毒液中浸泡。组装亚低温治疗仪后张贴已消毒的标识备用。

2.在正常室温条件下使用亚低温治疗仪,背侧通风孔与物体间距应大于20cm,确保连续长时间工作时机器能良好散热和通风。

3.使用过程中,主机应放置平稳。搬运时,轻抬轻放,主机倾斜角度不可大于45°,禁止倒置或碰撞,及时清洁过滤网。

4.仪器不用时将电源插头拔下,温度传感器要从机器上取下,妥善保管存放(最好放在小硬盒中),水毯要从机器上取下,并将毯内的水放净,水路口用密封盖拧紧,置于阴凉、干燥、通风良好的室内保存。

5.定期检查各种管道、传感器及其配件,确保完好无损,随时可用。使用半年后要按照使用说明做温控系统的调整和校对。

6.医务人员应掌握亚低温治疗仪的性能,严格按操作规程使用,定期检查、维修,并做好使用维护记录。

常见故障及处理

1.无法开机:检查电源线是否正确连接电源插座和主机,电源插座是否断电。

2. 体温监测屏无数值显示：检查体温传感器插头接口是否松脱，探头是否脱出肛门。

3. 缺水报警：水位在水位计标线以下，断电源后加水至水位线。

4. 主机水流指示器小转轮停止转动，毯内水流被阻：检查管道插口连接是否紧密，管道和毯子是否扭曲、折叠。重新插管，理顺管道，铺平毯子。

5. 亚低温治疗仪的工作状态关系着患儿生命安全，当报警时，需及时处理。对于不能处理的故障，应立即停止使用，通知工程师维修，待故障排除后再使用。

注意事项

1. 实施亚低温治疗进行皮肤护理时，新生儿应尽量裸露，并除去新生儿身体部位一切可能的加温设施。冰帽应大小适中，覆盖新生儿头部，不遮盖眼睛，冰毯应大小适中，覆盖躯干和大腿，保持干燥。冰帽或冰毯均不能覆盖新生儿颈部。保持床单位干燥、整洁，定时、小幅度为新生儿更换体位，观察其局部皮肤血液循环、颜色等，防止冻伤和压疮。亚低温期间新生儿皮肤可能发暗或呈灰色，如果血氧饱和度正常，不需特殊处理。

2. 注意观察体温探头的放置位置。温度探头放置后应标记位置，作为操作后无滑脱的检验指示。如直肠温度探头：插入直肠4cm左右，并固定于大腿一侧，脱落或位置不当要及时纠正。传感器线避免脱落，毯子避免接触锐利物体，禁止在患儿和毯子之间放置额外的加热设备。

3. 保持亚低温治疗仪软水管通畅，避免折叠或弯曲，亚低温治疗仪机壳应当接地，以确保患儿及医护人员安全，使用之前要进行报警检查。

4. 亚低温治疗期间，严密观察新生儿生命体征变化，配合心电监护和血氧饱和度的监测，观察呼吸频率和节律，记录尿量、观察尿量颜色。根据缺氧缺血性脑病及亚低温可能出现的不良反应或并发症进行调整。严格监测新生儿体温，忌忽高忽低。

5. 控制复温优于自然复温。复温过快，颅内压反跳性增高易引起新生儿脑疝。

6. 加强新生儿基础护理，做好口腔、气道护理，防止感染。

第十节　微量注射泵

适应证

应用于需要严格控制输入液量和药量的情况。

操作流程

一、评估

1. 了解患儿一般情况。

2. 评估患儿注射部位的皮肤及血管情况。对于有留置针者，需评估其留置针情况。

3. 评估微量注射泵性能是否完好。

二、计划

1. 护士准备：着装整洁，洗手，戴口罩。

2. 患儿准备：暴露输液部位。

3. 环境准备：安全、安静、清洁。

4. 用物准备：微量注射泵、注射器（10 mL、20 mL、50 mL）、延长管、注射的药液、消毒棉签、碘伏。

5. 物品准备齐全、放置合理。

三、实施

1. 核对医嘱。

2. 选择合适的注射器，配制好药液，连接延长管，排尽空气，在针筒上贴标签，并签名及注明配制时间。

3. 携物至床旁，核对患儿信息。

4. 连接微量注射泵电源，打开电源开关。

5. 将针筒正确放置于微量注射泵上，待微量注射泵确认针筒大小，确定注射器显示型号与实际相同，设置输注速率。将延长管与患儿静脉注射部分连接。

6. 再次核对患儿信息和药物信息，检查延长管及注射器内有无气泡，连接是否紧密，按"START"键，微量注射泵开始工作。

7. 观察微量注射泵是否正常工作，输注速率与设定的速率是否吻合，输液部位有无红肿等。

8. 再次核对患儿信息和医嘱，洗手，整理记录。

9. 输注结束，关闭电源开关，断开电源。

10. 用物处理，做好微量注射泵保养工作。

四、评价

1. 操作流程熟练，动作规范。

2. 严格执行查对制度，无菌观念强。

3. 确保患儿安全，体现人文关怀。

4. 根据医嘱准确设置或调整输液速率，注射泵报警时及时、正确处理。

▶ 日常维护

1.做好微量注射泵的清洁保养工作。除机壳、面板的清洁外，还应对推头移动部分用酒精擦洗，防止粘有药液、推头移动不畅而引起的输液不准确。

2.要定期检查注射泵操作按键的完好性，如有下凹应及时通知厂家修复，否则可能引发误触发。

3.经常检查注射推头卡槽处有无裂纹和断裂，如有断裂则应及时予以更换，否则可能会造成过量输药而给患儿造成伤害。

4.机内电池应经常检查其容量，最好能定期充放电，以保持电池寿命。在测试微量注射泵速率时，必须使用厂家指定的一次性注射器。日常通电检查微量注射泵功能时，也可人为制造故障现象来观察报警系统工作是否正常。

▶ 常见故障及处理

1.管路堵塞报警：检查输液留置针是否通畅、输液管路是否弯折等造成输液不畅。

2.电池欠压报警：检查是否连接交流电源、电源线是否脱落。

3.系统出错报警：LED数据显示器显示"Er"并伴有间断性的声、光报警，按电源键关机后重新启动即可。

▶ 注意事项

1.正确设定推注速率及其他必需参数，防止设定错误延误治疗。

2.护士随时查看微量注射泵的工作状态，及时排除报警、故障，防止液体输入失控。

3.注意观察穿刺部位皮肤情况，防止发生液体外渗，出现外渗及时处理。

4.推注避光药物时应使用避光针筒及延长管，紧急情况下更换血管活性药物（如强心剂、升压药等）前应将延长管内原有药物排尽或更换延长管，保证药液及时输入，达到最佳疗效。

5.针筒及延长管内空气应排尽，推注药液的针筒用毕需要重新更换，超过24小时药液未用完也应重新更换针筒配制药液，延长管及三通开关每24小时更换一次。留置针及三通开关应固定稳妥，以免造成患儿不适及发生留置针脱出现象。

6.若延长管较长，使用时应将机器置于台面或者固定在输液架上，妥善放置延长管，避免垂落地面造成污染。

7.严格遵医嘱设置药液推注的速率，并进行口头与书面交班。

第十一节 输液泵

适应证

应用于需要严格控制输入液量和药量的情况。

操作流程

一、评估

1.了解患儿一般情况。

2.评估患儿注射部位的皮肤及血管情况。对于有留置针者，须评估其留置针情况。

3.评估输液泵性能是否完好，输液泵与输液器是否配套。

二、计划

1. 护士准备：着装整洁，洗手，戴口罩。

2. 患儿准备：暴露输液部位。

3. 环境准备：安全、安静、清洁。

4. 用物准备：输液泵、输液器、消毒棉签、碘伏。

三、实施

1. 核对医嘱，做好准备工作。

2. 携物至床旁，核对患儿信息，接通电源，打开电源开关（按"POWER/ON"），机器进行自检。

3. 将输液器与需输入的药液连接，排气。

4. 打开输液泵门，将输液器嵌入输液泵内，关闭输液泵门。

5. 打开输液调节器，选择输液泵的工作模式。

6. 按照医嘱设定输液速率和输注量及其他需要设置的参数。

7. 将静脉输液器与患儿输液部位连接。

8. 再次核对患儿信息和药物信息，按"START"键，输液泵开始工作。

9. 观察输液泵是否正常工作，输液速率是否与设置速率一致，观察输液部位有无红肿，输液是否顺利。

10. 洗手，整理记录。

11. 输液结束，按"STOP"键停止，切断电源。

12. 整理用物，分类处理，做好输液泵保养工作。

四、评价

1. 操作流程熟练，动作规范。

2. 严格执行查对制度,确保患儿安全,体现人文关怀。

3. 根据医嘱准确设置或调整输液速率,输液泵报警时及时、正确处理。

▶ 日常维护

1. 首次使用、电池报警或停用 2 个月以上重新使用时,持续充电时间应大于 16 小时。

2. 输液泵应放置在通风干燥处,不能在阳光直射或强光直射下使用,操作温度保持在 18～35 ℃。

3. 保持输液泵的清洁,可用酒精进行清洁,传感器应定期用无水酒精擦拭,主电源连接处切勿使用喷雾消毒剂。

4. 按"O/O"接通电源后,自检、音响报警、程序控制和报警控制显示正常方可使用。

5. 采用的输液器的型号必须与设备、附件、工作部件和耗材的组合相容。

6. 建议每年进行一次技术性安全检查,打开输液泵进行功能测试。

7. 医务人员应掌握输液泵的性能,严格按操作规程使用。

▶ 常见故障及处理

1. 低电压:请检查电源是否连接好,供电电压是否正常。

2. 低流速:因管内压力不足引起,挤压茂菲氏滴管,增加其液面高度。

3. 管内有气泡:排去空气,重新按"START"键。

4. 堵管:输注完毕,及时更换需要输注的药物;检查输液调节器是否已打开,导管是否折叠,留置针是否通畅。

注意事项

1. 配套输液管路：使用配套输液管路，使用不同管路之前最好检测流速准确性。24小时更换一次输液器。

2. 定期校准输液泵：使用一段时间后输液精准度会下降，甚至出现输液泵工作暂停时仍有液体下滴的现象，称为"自流"。因此，需要定期进行校准，以消除误差及防止"自流"的发生。

3. 防止启动误差：液体输送到患儿体内前，输液泵有一段启动时间，将导致患儿的治疗延误或造成凝血。输液速率越慢则启动时间越长，因此在开始输液时，可以启动"BOLUS"快进功能，等液体进入患儿体内后再按照设置的速率输液。

4. 操作人员应加强巡视，随时查看输液泵的工作状态，及时排除报警、故障。观察滴速与设置是否相符，输注量是否准确，防止液体输入失控。同时加强对患儿病情、穿刺部位及皮肤的观察，避免发生药液外渗、输液管脱出等不良隐患。

第十二节 新生儿心电监护仪

适应证

用于各种危重症患儿、抢救患儿，用于有心脏疾病及心脏手术后患儿，及时发现心律失常。

▶ 操作流程

一、评估

1. 评估患儿的意识、体重、胎龄、日龄、静脉输液及肢体留置导管情况。
2. 评估患儿胸部皮肤清洁度、测血压肢体的周径、皮肤情况。
3. 评估心电监护仪性能是否完好,导联线是否完整,电极和袖带是否合适。

二、计划

1. 护士准备：操作者着装整洁，洗手，戴口罩。
2. 患儿准备：清洁患儿胸壁皮肤，修剪患儿指甲。
3. 环境准备：周围环境安静，光照柔和，无电磁波干扰，调节适宜的温湿度。
4. 用物准备：心电监护仪及附件(新生儿电极、合适袖带)、合适电极片、毛巾或纱布。

三、实施

1. 核对身份：操作前核对患儿胸牌、腕带、床头卡，确认身份。
2. 开机：心电监护仪开机自检，根据患儿的情况录入信息，调成新生儿模式。
3. 清洁皮肤：清洁患儿皮肤、甲床，保证电极、血氧饱和度探头与皮肤表面接触良好。
4. 连接电极片：将合适的电极片连接到监护仪的导联线上，按照监护仪标识要求贴于患儿胸部正确位置，避开伤口、瘢痕、乳头、乳晕部位，必要时应当避开除颤部位。
5. 连接血氧饱和度探头和血压袖带：将血氧饱和度的发光和受光元件

夹持安放正确部位,并做相向对准。连接袖带,不可在测量血氧饱和度的肢体测量血压。

6. 设置主屏幕:选择导联,保证检测波形清晰、无干扰,设置合理的报警界限(一般为正常生命体征上下浮动30%之内,特殊情况根据患儿病情调节)和报警音量。

7. 告知监护注意事项:告知患儿家长避免在监护仪附近使用手机,以免干扰监测波形,如患儿有皮肤发红、过敏等情况及时告知医护人员。

8. 停机:查对医嘱,停机时,先向患儿家长说明,取得配合。记录生命体征,关机,断开电源,取下导联线、电极片(必要时应用粘胶去除剂)、血氧指套及血压袖带。

9. 整理用物,行终末消毒处理。

四、评价

1. 患儿家长能复述心电监护仪的目的及重要性。
2. 生命体征数值可反映患儿真实情况。
3. 观察示波器显示的生命体征,并能及时、准确处理报警。

▶ 日常维护

1. 心电监护仪放置于通风、干燥处,每次使用后应清洁干净,可用一次性医用消毒湿巾或超细纤维小毛巾擦拭。仪器机壳、开关、接口及通风口不得进入任何液体。

2. 心电监护仪各连接导线可用清水擦拭后晾干。若有分泌物污染,可先用含氯消毒液擦拭,再用清水擦拭、晾干。禁用乙醇擦拭。

3. 导线勿折叠、受压。过长的导线可弯成较大圆圈扎起,妥善放置。袖带清洗前应先将内套取出后再进行浸泡处理。

4. 心电监护仪及附件避免高温、高压及浸泡消毒，避免接触酸碱等腐蚀性气体和液体。

5. 处于备用状态的监护仪应放在通风干燥处，避免潮湿，并应定期充电，一般每周一次，由专人负责保管，每 6～12 个月请专业维修人员进行性能检查一次，以保证其正常使用。如长期不使用，应定期开机，使其加热，达到防潮目的。使用过程中出现仪器故障，应及时通知工程师维护保养。

常见故障及处理

1. 显示器黑屏。可能原因包括：①液晶显示屏破裂。②液晶屏灯管损坏。③显示屏的连线脱落。④高压电启动路板故障。请工程师维修，必要时更换新屏。

2. 显示器不显示心电图波形，而显示心电导联脱落。可通过机器固有心电图波形模拟显示判断，如果有心电图波形显示，说明心电模块正常，故障出现在机器外围附件。如果无心电图波形显示，说明心电模块故障，可查找原因，检修心电模块或更换心电模块。如果故障出现在机器外围附件，原因可能是：①导联线断裂，检测不到心电信号。可用万用表检测修理或更新导线即可修复。②导联线接头与机器接口连接不正确，多是操作人员不注意观察接口，连接时造成接口错位，检测不到心电信号。操作人员正确连接接头，即可避免此类故障发生。③由于操作人员不能熟练掌握电极片粘贴部位，获取不到心电信号，造成无心电输出。④由于皮肤与电极片接触不良，检测不到心电信号。处理时要用酒精和棉球小心擦拭放置电极片部位的皮肤表面。在消毒液及其他液体浸湿而造成电极片脱落时，可在电极片表面粘贴防水胶布。

3. 血氧饱和度波形、脉搏均不显示。可通过机器固有血氧饱和度波形、脉搏模拟显示判断，如果有血氧饱和度波形、脉搏显示，说明血氧饱和度模块正常，故障出现在机器外围附件。如果无血氧饱和度波形显示，说明有血氧饱和度模块故障，可查原因，检修或更换血氧饱和度模块。如果故障出现在机器外围附件，血氧饱和度波形及脉搏不显示，原因可能是：①血氧饱和度导联线接头与机器接口连接不正确，由于操作人员不注意观察接口标记。现在常用的血氧探头有3种，相对应Mindray血氧模块、Masimo血氧模块、Nellcor血氧模块使用。如连接时造成接口错误，就检测不到信号，不能正常使用。操作人员正确连接接头，即可避免此类故障发生。②导联线断裂，检测不到信号，可用万能表检测，修复或更换新的血氧饱和度检测探头即可。修理血氧饱和度探头时，应注意探头内部元件的正确位置，要使元件处于透明窗的中心，并且互相对准，测量时如果信号强弱变化很大，往往是在修理时移动了元件的位置，使透光效果变差，应予以校正。

4.血压袖带充不上气但能听到气压泵工作的声音。最常见的原因包括：①设备使用时间较长，气压泵上连接的气路胶管老化，接头处脱落或松动，应做紧固处理。②胶管内进入灰尘，堵塞气泵口，应拆开气泵清除灰尘。③袖带胶管与机器连接处漏气，应重新连接。④袖带内胶皮带破裂，袖带无压力或低压力，更新即可。

注意事项

1.必须开启报警开关，根据患儿胎龄、日龄等设置报警上下限，呼吸40～50次/分钟，心率120～140次/分钟，血压64～76/30～35 mmHg，使用时，将音量调至能够清晰听见。

2.心电监护仪必须接地线，防止电击伤。

3. 当心电监护仪报警时，观察电极是否与皮肤接触，查明原因。

4. 放置电极前清洁局部皮肤，去除脂肪及皮肤脱屑。电极放置24～48小时后，易出现伪差或信号不能引出，应及时更换。重新粘贴时，应更换部位，避免长时间粘贴引起皮肤损伤。

5. 显示屏显示的心电图仅能了解心率和心律改变，不能作为分析ST段的依据。因此当心电图出现异常时，要结合患儿临床表现予以分析。

第三篇　新生儿应急预案

第一章

新生儿疾病常见应急预案

第一节 窒息应急预案

▶ **防范措施**

1. 评估误吸的高危因素：意识障碍；吞咽、咳嗽反射障碍；呕吐物不能有效排出；鼻饲管脱出或食物返流；头颈部手术；气管插管或气管切开；小儿进食过快等。

2. 对可能误吸的高危患儿采取相应措施。

（1）床旁备吸引器等急救装置。

（2）对意识、吞咽障碍等患儿，遵医嘱管饲流汁，注意妥善固定管道，防止移位、脱出。

（3）及时抽吸口鼻、呼吸道分泌物和痰液，保持呼吸道通畅。

▶ **处理措施**

1. 患儿发生窒息，护士立即采取解除窒息的措施，同时迅速报告医师和护士长，查找窒息原因。

2.针对导致窒息的原因采取相应的抢救措施。

（1）误吸奶液导致的窒息：应将患儿俯卧在抢救者腿上，上身前倾45°～60°，用空心掌拍打患儿背部，引流气管内的奶液。及时清理其口、鼻分泌物和呕吐物，尽可能使吸入物排出。然后，立即用吸引器将溢出的奶汁、呕吐物吸出。

（2）咯血导致的窒息：立即有效解除呼吸道阻塞，清除呼吸道内的血液，保持呼吸道通畅。若发现咯血过程中咯血突然减少或停止，患儿出现烦躁、表情恐惧、发绀等窒息先兆时，应立即用吸引器吸出咽喉及支气管血块。

3.保持呼吸道通畅：对于因痰液堵塞导致呼吸困难者，应立即吸痰，必要时行气管内插管、气管切开术。

4.监测患儿病情变化，出现意识丧失、呼吸心跳停止，立即行心肺复苏抢救。

5.做好记录并详细交接班。

6.上报护理不良事件。

处理流程

发生窒息→头偏一侧→清理呼吸道，保持呼吸道畅通，吸氧，同时报告医师→进行对症处理→监测病情→完善各项记录→做好交接班→上报护理不良事件。

第二节 跌倒/坠床应急预案

▶ 防范措施

1. 定期检查病室设施，保持设施完好，杜绝安全隐患。
2. 病室环境光线充足，地面平坦干燥，特殊情况有防滑警示牌。
3. 对住院患儿进行动态评估，对所有患儿做好跌倒/坠床重点防范。做好健康宣教，增强家属的防范意识，并采取相应的防范措施。
4. 易引起跌倒的高危场所，应有明显防跌倒标识，做好提醒。
5. 服用镇静等特殊药物时，注意观察用药后的反应。
6. 对于躁动不安、神志不清等易发生坠床的患儿，置护栏等保护装置，严格交接班。
7. 工作人员穿防滑鞋。

▶ 处理措施

1. 当患儿突然跌倒/坠床时，护士迅速赶到患儿旁，同时立即报告医师，协助评估患儿意识、受伤部位与伤情、全身状况等，初步判断跌伤原因和认定伤情。
2. 对于疑有骨折或肌肉、韧带损伤的患儿，根据跌伤的部位和伤情采取相应的搬运方法，协助医师对患儿进行处理。
3. 患儿头部摔伤、出现意识障碍等严重情况时，应遵医嘱迅速采取相应的急救措施，严密观察患儿病情变化。
4. 对于受伤程度较轻者，予卧床休息，酌情进行检查和治疗。
5. 对于皮肤出现瘀斑者，进行局部冷敷；对于皮肤擦伤渗血者，用0.5%聚维酮碘清洗伤口后，以无菌敷料包扎；对于出血较多者，先用无菌敷料压迫止血，再由医师酌情进行伤口清创缝合，遵医嘱注射破伤风抗毒素。

6.了解患儿跌倒时的情形，分析跌倒的原因，加强巡视，提高防范意识。

7.填写护理不良事件报告表，及时上报护理部。

处理流程

患儿跌倒/坠床→立即查看患儿，通知医师→评估病情→病情允许的情况下，抬患儿至病床→进一步检查→采取必要的急救措施→加强巡视，严密观察患儿病情变化→及时正确处理及执行医嘱→分析原因，做好健康宣教→准确记录，做好交接班→上报护理不良事件。

第三节 压疮应急预案

防范措施

1.对高危患儿进行压疮危险因素评估，采取针对性的预防措施。

2.保持床单位清洁、干燥、平整。注意患儿肛周及会阴部皮肤护理。

3.定时更换患儿体位，2～3小时为其翻身1次，按摩骨隆突处或受压部位。

4.病情不允许翻身的患儿，在骨隆突处或受压部分可使用减压贴等缓解局部压力。

5.采取患儿舒适卧位，平卧位抬高床头时，不应高于30°；半卧位时，应垫好衬垫，防止身体下滑。

6.更换床单位和衣服时，要抬起患儿的身体，防止拖、拉、拽等动作。

7.更换尿裤时,抬高患儿臀部,不可硬塞、硬拉。

8.加强营养,增强患儿机体抵抗力。

处理措施

避免或减少导致压疮的因素,根据压疮的程度采取相应措施:

1.第Ⅰ期:皮肤完整、发红。

临床表现:局部皮肤出现指压不褪色的红斑。

处理措施:避免继续受压,增加翻身次数,减少局部刺激。禁按摩,避免摩擦、潮湿等刺激。可局部使用减压贴或赛肤润等敷料。

2.第Ⅱ期:表皮或真皮受损,但尚未穿透真皮层。

临床表现:疼痛、出现水疱或破皮。

处理措施:①避免局部继续受压,定时更换体位,使用软床垫。②妥善处理创面,有条件者可使用水胶体敷料,预防感染。③促进上皮组织修复,有条件者使用表皮生长因子。

3.第Ⅲ期:表皮或真皮全部受损,穿入皮下组织,但尚未穿透筋膜及肌肉层。

临床表现:有不规则的深凹,伤口基底部与伤口边缘连接处可能有潜行、深洞,可有坏死组织及渗液,伤口基底部基本无痛感。

处理措施:根据创面情况进行换药,保持局部清洁,必要时清创。使用水凝胶、水胶体、泡沫类或银离子等新型敷料,促进伤口湿性愈合。

4.第Ⅳ期:全皮层损害,涉及筋膜、肌肉、骨。

临床表现:肌肉或骨暴露,可有坏死组织、潜行、瘘管,渗出液较多。

处理措施:清创,去除坏死组织,促进肉芽组织生长,必要时手术治疗。

5.详细记录,严格交接班。

6.评估压疮分期、部位、大小等，报告主管医师和护士长，并上报护理不良事件。

> 处理流程

评估压疮高危患儿→采取防范措施→根据压疮分期进行处理→做好各种记录及交接班→上报护理不良事件。

第四节　烫伤应急预案

> 防范措施

1.设立醒目的标识（如热水、开水等）。

2.保暖引起的烫伤：使用热水袋时用布套或厚毛巾包裹，不直接接触皮肤，经常看热水袋的位置及是否漏水；热水袋温度低于50℃。

3.新生儿烫伤：严禁直接使用热水袋复温；新生儿沐浴时必须经过两次试温，严禁戴手套为新生儿淋浴；因隔离需要必须戴手套操作时，只能选择盆浴，并测好水温后方可进行操作。

4.电器灼伤：安全使用各类医疗电器，防止因局部潮湿（汗水、血液等）导致电灼伤。

5.调节水温时，先开冷水开关，再开热水开关；使用完毕，先关热水开关，再关冷水开关。

> 处理措施

1.脱离热源，采取冷疗法。立即用洁净冷水或冰水冲洗，浸泡或冷敷烫伤部位30～60分钟，终止热力对组织的继续损害，有效减轻损伤程度和疼痛。

2. 报告医师和护士长，根据烫伤程度、面积大小给予适当处理。

3. Ⅰ度烫伤：属于表皮烫伤，皮肤有发红、疼痛的现象。

处理措施：冷敷，可用水胶体敷料（如透明贴）或湿润烧伤膏等。

4. Ⅱ度烫伤：浅Ⅱ度烫伤伤及表皮和真皮浅层，产生水疱，色素沉着。深Ⅱ度烫伤伤及表皮下方的真皮层。

处理措施：正确处理水疱，避免小水疱破损，大水疱可在无菌操作下低位刺破放出水疱液；已破的水疱或污染较重部位，应彻底消毒、清洗创面，外敷水胶体敷料或湿润烧伤膏。

5. Ⅲ度烫伤：烫伤直达皮下组织，皮肤有发硬、发白或发黑的现象，虽然疼痛感并不明显，但却是非常严重的烫伤。

处理措施：立即请烧伤科医师会诊，进行创面处理、指导治疗。

6. 查找原因，采取针对性整改措施，防止类似事件的再次发生。

7. 上报护理不良事件。

▶ 处理流程

发生烫伤→立即脱离热源，迅速用洁净冷水或冰水冲洗，浸泡或冷敷烫伤部位30～60分钟→报告医师及护士长→正确处理创面→遵医嘱用药→寻找原因→及时整改→上报护理不良事件。

第五节　针刺伤（锐器伤）应急预案

▶ 防范措施

1. 加强职业安全防护培训，纠正不安全注射行为。尤其对新上岗人员强化经血液传播疾病知识、防护用物应用、医疗锐器处理、锐器刺伤后的处理措施等的培训，提高护士的自我防护意识与能力。

2. 改善工作环境，提供足量、有效的防护用品。

3. 建立医院职业暴露报告系统。医护人员在发生意外针刺伤或黏膜、有创伤口接触患儿血液等职业暴露后要向院感科报告，填写"工作人员血液、体液职业暴露登记表"，及时采取有效措施，减少发生医院感染的危险。

▶ 处理措施

1. 紧急处理：不慎被尖锐物体刺破时，从伤口近心端轻轻挤出血液，用肥皂液和流动水冲洗，禁止进行伤口的局部挤压，冲洗后用消毒液（如0.5%聚维酮碘、75%乙醇）消毒，包扎伤口，必要时进行外科处理。如为艾滋病、乙肝、丙肝等阳性患儿血液污染的黏膜、伤口，应反复用生理盐水冲洗。

2. 艾滋病病毒职业暴露程度评估：按照职业暴露的级别分为一级暴露、二级暴露、三级暴露，依暴露源的病毒载量水平分为轻度、重度和暴露源不明三种类型，分级、分型确定详见原卫生部印发的《医务人员艾滋病病毒职业暴露防护工作指导原则（试行）》。

3. 被乙肝阳性患儿血液、体液污染的锐器刺破后，应在24小时内抽血查乙肝抗体。若受伤护士HBsAg阳性、抗-HBs阳性或抗-HBc阳性者，不需注射疫苗或乙肝免疫球蛋白。若受伤护士HBsAg阴性或抗-HBs阴性，应24小时内注射乙肝免疫球蛋白，并于受伤当天、第3个月、第6个月、第12个月对其进行随访和监测。

4. 被HIV阳性患儿血液、体液污染的锐器刺伤时，应进行血源性传播疾病的血清学水平基线检查，在24小时内抽血查HIV抗体，并报告院感科，进行登记；根据暴露级别及病毒载量水平实施预防性用药方案。于受伤后第4周、第8周、第12周、第6个月时检查HIV抗体。

5.填写"医务人员职业暴露个案登记表"并报告。

6.上报护理不良事件。

> **处理流程**

发生针刺伤（锐器伤）→立即冲洗、消毒处理伤口→暴露程度评估→针对暴露源进行实验检查和预防用药→登记、上报→追踪随访→上报护理不良事件。

第二章

新生儿病室常见应急预案

第一节 用药错误应急预案

▶ 防范措施

1. 妥善保管药物：药物的放置应符合药物存储要求，按照内服、外用、注射、剧毒等分类放置；贵重药品、毒麻药品应有醒目标识，加锁保管，专人负责，专册登记；药品标签要字迹清楚，标签上应标明药名、浓度、剂量。

2. 杜绝过期药物：坚持"先进先出""需多少领多少"的原则，定时清理，及时更换快过期药物，报废过期药物。

3. 杜绝不规范处方：及时识别和纠正有问题的医嘱，从源头杜绝或减少用药错误的发生。

4. 严格执行查对制度：做到"五个准确"，即准确的时间、准确的病人、准确的剂量、准确的途径和准确的药物；坚持"三查八对"，严格检查药品质量，摆药、配药后均须经第二人核对，无误方可执行。

5. 安全正确用药：用药前再次核对患儿身份及药物，了解患儿用药史和药物过敏史，如有疑问，停止用药，再次查对无误，方可执行；用药后，认真观察患儿用药效果和不良反应，发现问题及时处理，确保用药安全。

6. 加强学习与培训，不断提高和更新临床药学知识，提高用药水平。

▶ 处理措施

1. 发现用药错误或用药对象错误后，立即停止药物的使用，报告医师和护士长，迅速采取相应的补救措施，尽量避免对患儿身体造成损害，或将损害降至最低限度。

2. 发现输液瓶内有异物、絮状物，疑为真菌或其他污染物质时，立即停止液体输入，更换输液器，遵医嘱进行相应的处理，如抽患儿血样做细菌培养及药物敏感实验，抗真菌、抗感染治疗等。

3. 发现口服药配制错误后，若患儿未服，则立即处置所发药物；若患儿已服，则应立即了解所用药物名称及药理作用，根据患儿情况予以相应处理。

4. 保存剩余药物备查。

5. 密切观察患儿病情变化，监测患儿生命体征，完善各种记录，采取补救措施。

6. 妥善处理后选择时机与患儿家属进行沟通，争取取得理解和配合。

7. 如家属有异议，在医患双方在场时封存剩余液体，及时送检。

8. 当事人填写"护理不良事件报告表"，科室及时讨论、分析，针对事件引发原因进行整改，根据情节对患儿的影响提出处理意见。护士长按照护理不良事件报告制度的要求在规定的时间内上报护理部等职能部门。

▶ 处理流程

用药错误→停止用药→报告医师、护士长→采取补救措施→观察病情变化→完善各项记录→患儿家属有异议，封存药物送检→填写"护理不良事件报告表"→科室讨论，提出整改意见→向护理部等职能部门报告。

第二节 静脉输液药物外渗应急预案

防范措施

1. 根据输注药物的性质、种类、刺激强度，合理选择针头、血管、穿刺部位，正确掌握给药的方法、浓度和输注速率。

2. 根据患儿病情、体重及药物性质调节输液速率，对于刺激性强的药物应适当稀释，输注速率宜慢。

3. 输注血管活性药等刺激性强的药物时，应先用生理盐水建立静脉通道。对于已有静脉通道的患儿，应先抽回血再用生理盐水冲管，确保静脉留置针、中心静脉导管、PICC等静脉置管在血管内且通畅后方可输注，完毕再静滴生理盐水，拔针时按压针眼10分钟，并做好床旁交接班。

4. 对于需要长期反复接受强烈刺激性药物（如化疗药物）者，应鼓励其行PICC。

5. 对需大量补液或输血者，应选择粗、直、弹性好、易固定的静脉，有计划地使用、保护血管。

6. 加强巡视，检查静脉回血情况，如有输液部位发红、肿胀或疼痛等，应及时处理。

处理措施

1. 发现药物外渗应立即停止液体输入，并报告医师和护士长。

2. 了解外渗药物的种类、名称、性质，查看是否为强碱性药物、高渗液体、血管活性药物（去甲肾上腺素、间羟胺、多巴胺、垂体后叶素等）、阳离子药物（钙剂、氯化钾）、化疗药物等。

3. 评估发生药物外渗的量、部位（是否为关节处、局部皮下组织的厚度）、面积；评估外渗处皮肤颜色、温度；评估疼痛的性质（胀痛、刺痛、烧灼痛）和程度。

4. 根据外渗药物的性质、种类、刺激强度，给予以下适当的处理措施并记录过程。视情况予以局部湿热敷（化疗药禁热敷）或水胶体外敷；外涂多磺酸粘多糖乳膏（喜辽妥）或七叶皂苷钠凝胶，注意观察皮肤颜色，防止烫伤。

5. 轻度外渗（面积<5cm²）局部环封1~2次（两次间隔6~8小时）；重度外渗（面积≥5cm²，甚至超过关节）第一天局部环封2~3次，第二天局部环封1~2次，以后酌情处理。

6. 抬高患肢，促进局部血液循环，减轻局部水肿；禁止在外渗侧肢体肿胀未完全消退前进行输液治疗。

7. 密切观察外渗部位皮肤颜色、温度、疼痛的性质，如果局部组织发生溃疡、坏死，应给予外科清创、换药等处理。

8. 上报护理不良事件。

处理流程

发现药物外渗→立即停止药物输注→报告医师、护士长→了解药物的种类、性质→评估外渗部位、面积、药液量→局部皮下封闭→局部冰敷、湿热敷或药物外敷→抬高患肢→记录处理过程→严密观察患儿局部皮肤颜色、温度→破损、感染时应报告医师→上报护理不良事件。

第三节　危重患儿抢救应急预案

防范措施

1.护理人员遵守各项规章制度，坚守岗位，定时巡视患儿，对高危患儿病情有预见性，及早发现其病情变化，尽快采取急救措施。

2.急救药品、物品做到"五定三无二及时"，所有抢救物品处于完好备用状态。"五定"指定数量品种、定点放置、定人保管、定期消毒灭菌、定期检查维修；"三无"指无过期、无变质、无失效；"二及时"指及时检查、及时补充。

3.护理人员熟练掌握新生儿窒息复苏技术、常用急救仪器的使用方法。

处理措施

1.当患儿出现生命危险，立即通知医师，护士根据病情实施力所能及的抢救措施，如吸氧、吸痰、测量血压、建立静脉通道、行复苏气囊正压通气和胸外心脏按压等。

2.参加抢救人员必须分工明确，紧密配合，听从指挥，坚守岗位，严格执行各项规章制度和抢救规程。

3.抢救过程中严密观患儿察病情变化，对危重患儿就地抢救，待病情稳定后方可搬动。抢救期间，应有专人守护。

4.及时、正确执行医嘱，准确及时记录用药剂量、方法及患儿状况。医师下达口头医嘱时，护士应当复述一遍，抢救结束后，所用药品的安瓿必须经两人核对记录后方可弃去，并提醒医师据实、及时补开医嘱。

5.对病情变化、抢救经过、各种用药等应详细、及时、准确记录，因抢救患儿未能及时书写病历的，有关人员应当在抢救结束后6小时内补记，并加以注明，仔细交接班。

6. 及时与患儿家属联系。

7. 抢救结束后,做好器械的清理消毒工作,及时补充抢救车药品、物品,确保抢救仪器物品处于备用状态。

▶ 处理流程

患儿出现生命危险→立即通知医师,同时进行初步抢救措施→分工明确,紧密配合→严密观察病情变化→及时、正确执行医嘱,准确、及时记录用药→6小时内完善抢救记录→及时与患儿家属联系→抢救结束后,做好器械的清理消毒工作,及时补充抢救车药品、物品,确保抢救仪器物品处于备用状态。

第四节 使用呼吸机过程中突遇断电应急预案

▶ 防范措施

1. 值班护士应熟知本病室、本班次使用呼吸机患儿的病情,熟练掌握呼吸机的使用方法和使用性能。

2. 加强对呼吸机的定期检查、维护。

3. 部分呼吸机本身带有蓄电池,在平时应定期充电,使蓄电池始终处于饱和状态,以保证在出现突发情况时能够正常运行。护理人员应定期观察呼吸机蓄电池充电情况、呼吸机能否正常工作以及患儿生命体征有无变化。

4. 简易呼吸器处于备用状态。

▶ 处理措施

1. 在患儿使用呼吸机过程中,如突然遇到意外停电、跳闸等紧急情况时，应立即使用简易呼吸器进行补救，同时通知值班医师进一步处理。

2. 呼吸机不能正常工作时，护士应立即停止应用呼吸机，迅速将简易呼吸器与患儿呼吸道相连，用人工呼吸的方法调整患儿的呼吸；如果患儿自主呼吸良好，应给予鼻导管吸氧；严密观察患儿的呼吸、面色、意识等情况。

3. 立即与动力设备科、医务部、护理部、总值班等有关部门联系，迅速采取各种措施，尽快恢复通电。

4. 停电期间，本病区医师、护士不得离开患儿，以随时处理紧急情况。护理人员应遵医嘱给予患儿药物治疗。

5. 恢复通电，重新启用呼吸机，连接人工气道，遵医嘱根据患儿情况调整呼吸机参数。

6. 护理人员将停电经过及患儿生命体征准确记录于护理记录单。

7. 上报护理不良事件。

处理流程

突然断电→使用简易呼吸器→通知值班医师→观察病情变化→立即联系有关部门→尽快恢复通电→随时处理紧急情况→遵医嘱给药→来电后重新调整，应用呼吸机→准确记录→上报护理不良事件。

第五节 疫苗冷链设备和温度预警系统故障应急预案

防范措施

1. 专人负责冷链设备的日常管理及停电、不制冷等故障时的监测和指导，并负责冷链设备故障时疫苗的转运和应急预案的响应。

2. 疫苗的采购管理：科室根据每月所需疫苗量报计划至区疾控中心申

领疫苗，各科室库存疫苗不得超过一个月的使用量。

3.冷链设备的日常管理：每天安排专人巡查冷链设备4次，巡查内容包括疫苗的摆放、冰箱或冷库运转情况、冰箱或冷库内温度情况、电子冷链温控温度显示情况，并如实做好记录。要求每次间隔时间不超过6小时，晚夜间巡查不少于2次。

将冷链设备的温度作为交班内容进行交班，做到及时发现问题、及时解决问题。

每台冷链设备备用完好且无损坏的冰排，保障冷链故障时疫苗的正常存放。必要时把疫苗转运到冷链设备完好的科室存放并做好交接。

4.安排4人（其中一级2人、二级2人）参与冷链温度预警系统管理，同时科室负责人参与报警提醒。当冷链出现故障时后台逐级发送报警信息给相关联系人（每级信息间隔时间为5分钟），若科室报警信息未及时处理，后台将电话通知到科室，直至问题解决。建立预警系统—报警—确认制度，并如实记录预警及处理情况。

5.冷链设备和温度预警系统的维护管理：对于冷链设备，科室应安排专人负责，每周对冷链设备进行清洁、维护。同时，医院设备科每半年对冷链设备进行一次检查维护；信息科每半年对科室及医院后台中央冷链温控系统进行一次检查维护。以上维护情况均须如实做好记录。

处理措施

1.冷链设备发生故障时，发现人应第一时间通知科室负责人，并通知总务科维修人员及时抢修。及时上报冷链管理应急处理小组并做好冷链设备温度的维持。

2.严密监测冷链设备内温度，发生故障后尽量减少冰箱或冰库门的开关次数,保持冷链设备内的温度在 2～8 ℃之间。

3.若冷链设备故障不能及时排除,冷链设备内温度仍不能降至 2～8 ℃时,院感科统一安排、护理部协助及时将疫苗冷藏转运至有储存条件的科室进行存放,做好标识并记录。如冷链设备内疫苗数量大,院内无条件解决存放,院感科联系疾控部门进行冷藏转运,存放至其他机构。

4.冷链设备故障维修后,应持续监测其工作状态,连续监测三次无异常后,将转移的疫苗转回。

> 处理流程

冷链设备突发故障→通知主任、护士长→通知维修→上报冷链管理应急处理小组→保持冷链温度→冷链设备故障不能及时排除→将疫苗冷藏转运→冷链设备故障维修后→将疫苗转回。

第六节 新生儿病室医院感染爆发应急预案

> 防范措施

1.严格的手卫生措施:所有从事婴幼儿病室工作的人员,包括医生、护士、清洁员等,须严格遵守洗手、戴手套等手卫生规范。

2.定期消毒:定期对婴幼儿病室进行彻底的清洁和消毒,包括床铺、玩具、器械等的清洁和消毒。

3.降低交叉感染风险:加强对婴幼儿病室患儿之间交叉感染风险的管控,限制患儿间的接触,并减少外部人员的进入。

4.健康教育和宣传:向家属和婴幼儿工作人员提供健康教育和宣传,加强对感染预防知识的宣传和培训。

处理措施

1. 启动条件：3天内病室发现3例或以上的可疑同种或同源感染病例。

2. 当疑有医院感染爆发，科室负责人应立即汇报给医务部、护理部、院感科。

3. 将感染病例进行严密接触隔离。

4. 配合院感科查找感染源。对感染患儿、接触者、可疑传染源环境、物品、医护人员及陪护人员等进行病原学检查。对感染患儿周围人群进行详细的流行病学检查。

5. 组织有关专家及时进行会诊，查找引起感染的因素。

6. 制定控制措施。包括对患儿进行适当治疗，进行正确的消毒灭菌处理，隔离患儿，必要时控制患儿数或停止接收新患儿，医护人员做好自身防护，如免疫接种或服药等。

7. 院感科分析调查资料，综合作出判断，写出调查报告。

8. 病区总结经验，制定并落实防范措施。

处理流程

新生儿医院感染暴发→上报医务科、护理部、院感科→落实有效的隔离措施→积极查找感染源、感染因素→制定控制措施→院感科写出调查报告→总结经验。

参考文献

[1] 丁炎明,张大华,蒙景雯.北京大学第一医院儿科护理工作指南[M].北京：人民卫生出版社，2017.

[2] 张玉侠.实用新生儿护理学手册[M].北京：人民卫生出版社，2019.

[3] 范玲，张玉侠，彭文涛.新生儿护理规范[M].北京：人民卫生出版社，2019.

[4] 邵肖梅，叶鸿瑁，丘小汕.实用新生儿学[M].5版.北京：人民卫生出版社，2019.

[5] 童笑梅，韩彤妍，朴梅花.新生儿重症监护医学[M].北京：北京大学医学出版社，2019.

[6] 吴欣娟.新生儿专科护理[M].2版.北京：人民卫生出版社，2020.

[7] 邵肖梅，周文浩.实用新生儿学精要[M].北京：人民卫生出版社，2022.